In dieser Reihe sind
bisher erschienen:

Richtig Aerobic
Richtig Badminton
Richtig Basketball
Richtig Bergsteigen
Richtig Body-Styling
Richtig Carven
Richtig Fitness-Skating
Richtig Fußball
Richtig Golf
Richtig Golf länger und genauer
Richtig Golf rund ums Grün
Richtig Hanteltraining
Richtig Inline-Skating
Richtig Jogging
Richtig Judo
Richtig Kanufahren
Richtig Karate
Richtig Marathon
Richtig Mountainbiken
Richtig Muskeltraining
Richtig Paragliding
Richtig Reiten
Richtig Rennradfahren
Richtig Schwimmen
Richtig Segeln
Richtig Skitouren
Richtig Snowboarding
Richtig Sportklettern
Richtig Stretching
Richtig Taekwondo
Richtig Tai-Bo
Richtig Tanzen Lateinamerikanische Tänze
Richtig Tanzen Modetänze
Richtig Tanzen Standardtänze
Richtig Tauchen
Richtig Tennis
Richtig Tennistraining
Richtig Tischtennis
Richtig Torwarttraining
Richtig Trainieren im Fitness-Studio
Richtig Triathlon
Richtig Volleyball
Richtig Walking
Richtig Yoga

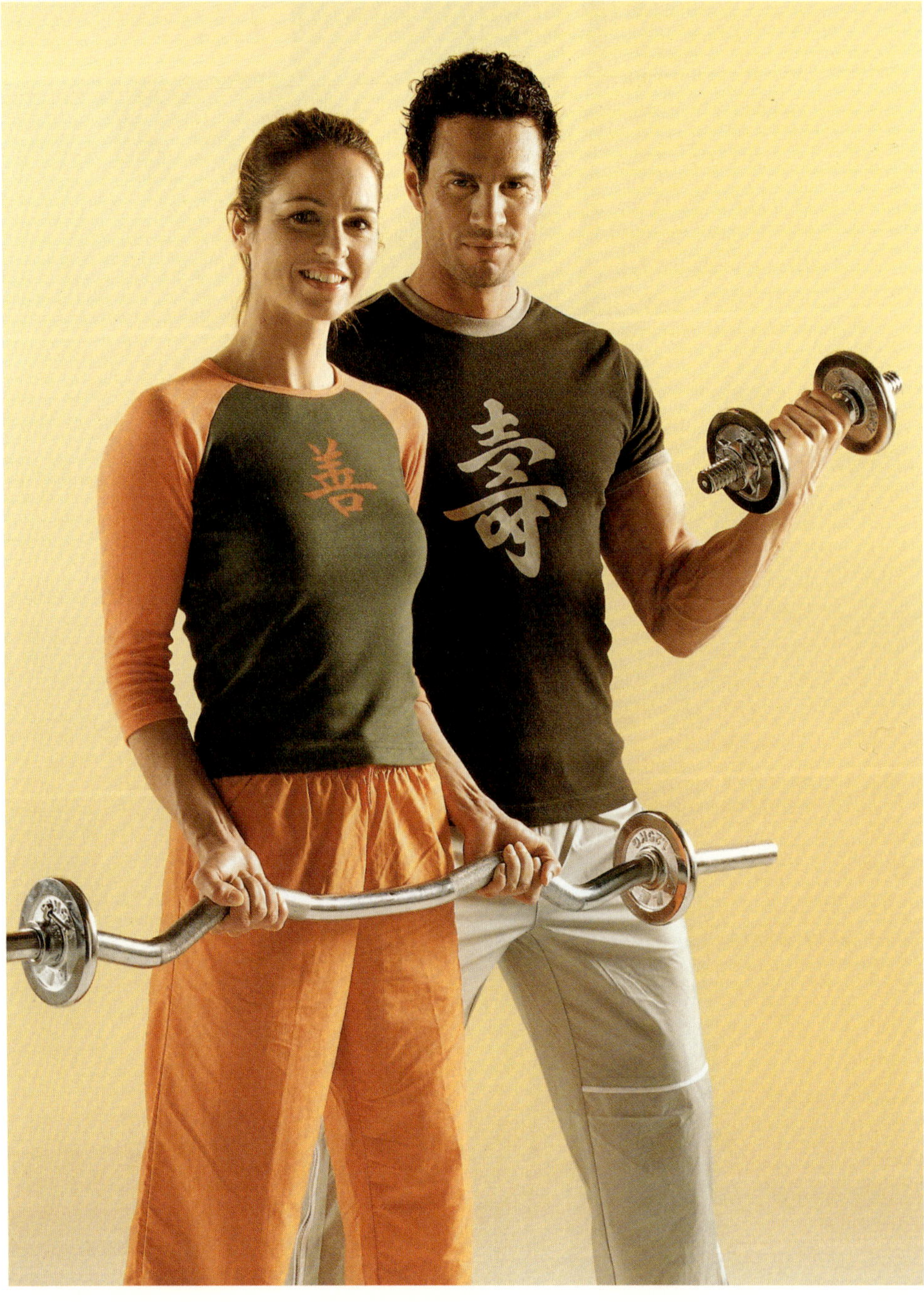
善
壽

RICHTIG

BLV SPORTPRAXIS TOP

Wolfgang Mießner

Trainieren
im Fitness-Studio

blv

Die deutsche Bibliothek -
CIP-Einheitsaufnahme

Ein Titeldatensatz für diese Publikation ist bei Der Deutschen Bibliothek erhältlich

BLV Verlagsgesellschaft mbH
München Wien Zürich
80797 München

BLV Sportpraxis Top

Lektorat: Manuela Stern
Layoutkonzeption: Parzhuber & Partner
Layout und DTP: Gaby Herbrecht, München
Herstellung: Rosemarie Schmid
Druck: Bosch-Druck GmbH, Ergolding
Bindung: Bückers GmbH, Anzing

Gedruckt auf chlorfrei gebleichtem Papier

Printed in Germany · ISBN 3-405-16404-4

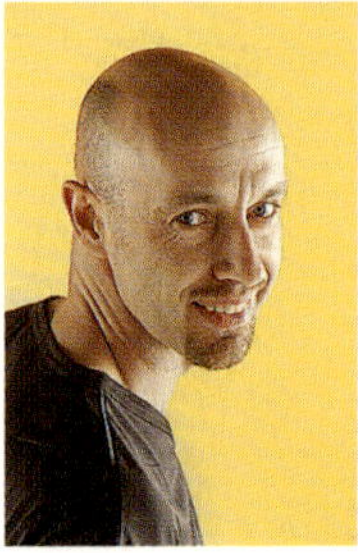

Wolfgang Mießner, Jahrgang 1965, ist staatlich geprüfter und diplomierter Sport- und Gymnastiklehrer, ausgebildeter Aerobic-Instructor und Fitnesslehrer. Seit 12 Jahren ist er auf dem Fitness- und Gesundheitssektor tätig in den Bereichen Gruppen- und Personaltraining, Organisation, Verwaltung und Management. Viele Jahre war er an einer Berufsfachschule für Tanz, Gymnastik und Sport als Ausbilder beschäftigt. Auf etlichen Schulungen und Veranstaltungen und in zahlreichen Kursen gibt er seine praktischen und theoretischen Kenntnisse an ambitionierte Laien, professionelle Mitarbeiter und Fitness-Clubinhaber mit großem Engagement weiter. Er hat bereits mehrere Bücher über Themen des Fitness- und Gesundheitssports geschrieben.

Hinweis
Das vorliegende Buch wurde sorgfältig und nach neuesten Erkenntnissen der Wissenschaft erarbeitet. Dennoch erfolgen alle Angaben ohne Gewähr. Weder Autor noch Verlag können für eventuelle Nachteile oder Schäden, die aus den im Buch gegebenen praktischen Hinweisen resultieren, eine Haftung übernehmen.

Bildnachweis:
Alle Fotos von Ulli Seer, außer:
Susanne Kracke: S. 36, 38 links, 40, 42, 43, 44, 53, 107, 113, 115 und 117

Grafiken: Jörg Mair

Umschlagfotos: Ulli Seer (Vorderseite)
Susanne Kracke (Rückseite)

Umschlaggestaltung: Joko Sander Werbeagentur, München

Inhalt

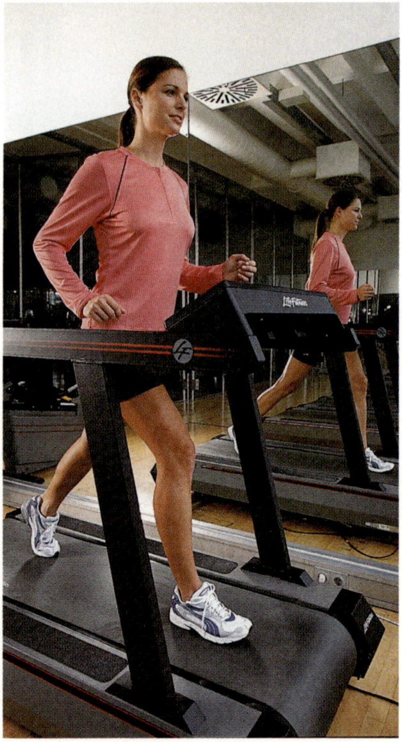

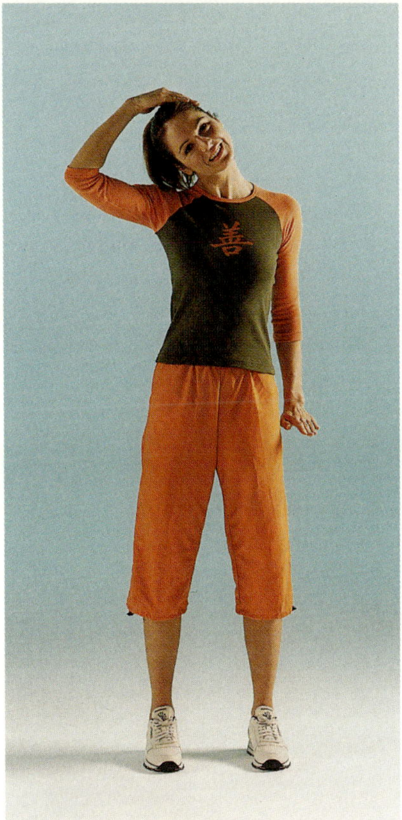

Inhalt

Einführung

Das vorliegende Buch beschäftigt sich mit dem allgemeinen Fitnesstraining. Es soll deutlich machen, dass das Training in Fitness-Studios nicht immer sofort Body-Building bedeuten muss. Weder Leistungssport noch Hochleistungssport werden eine Rolle spielen. In vielen kleinen Schritten sollen die Grundlagen des *gesundheitsorientierten Fitnesstrainings* aufgezeigt werden. Natürlich gehört dazu auch ein bisschen Theorie, damit man verschiedene Trainingszusammenhänge leichter zuordnen kann und die Aufmerksamkeit für den eigenen Körper wächst.
Diese Lektüre ist jedoch nicht nur für Einsteiger geeignet. Im Gegenteil, gerade auch geübte oder fortgeschrittene Fitness-Sportler erfahren viel Wissenswertes über den langfristigen und erfolgreichen Trainingsaufbau, der schon am ersten Tag des Fitnesstrainings beginnt.

Betrat man zu Beginn des Fitnesszeitalters in den 60er Jahren des vorigen Jahrhunderts eines der damals noch wenigen Studios in Amerika, traf man fast nur jüngere Männer. Als man in den 70ern die ersten Fitness-Studios – sie nannten sich zumindest so – in Deutschland eröffnete, war dies nicht unbedingt anders. Aufgrund der Ausstattung war klar, warum die Zielgruppe hauptsächlich aus jungen Männern bestand.

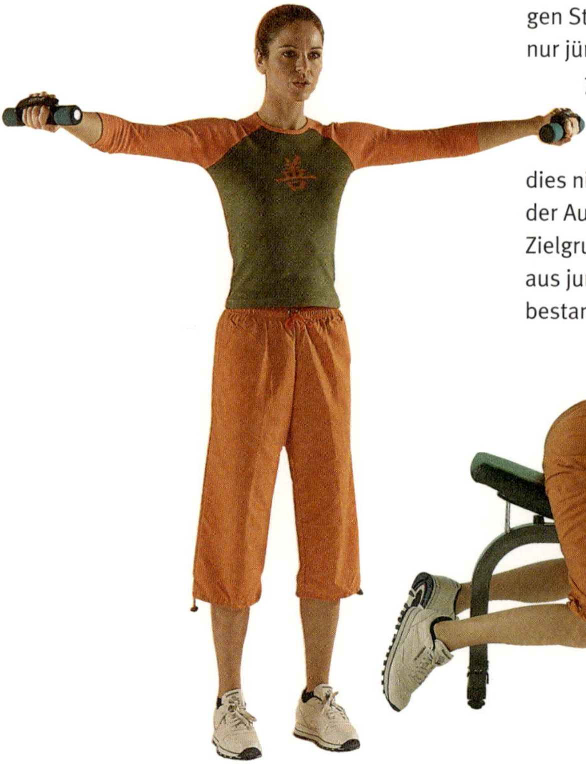

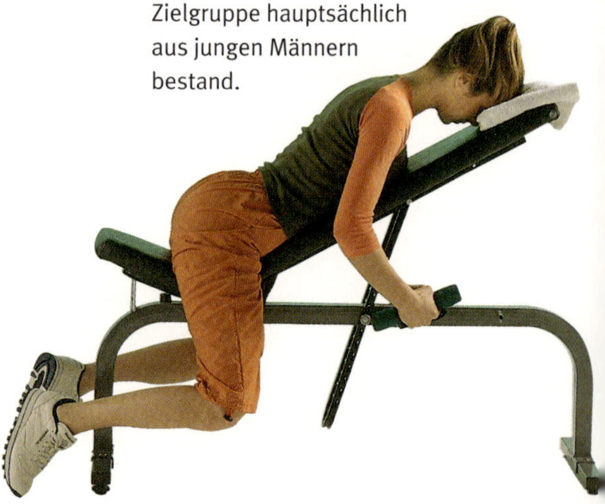

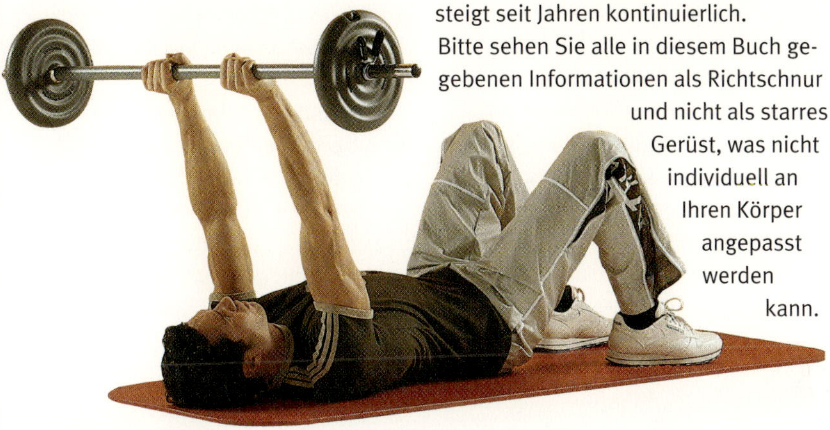

alter der aktiven Mitglieder in den Clubs steigt seit Jahren kontinuierlich.
Bitte sehen Sie alle in diesem Buch gegebenen Informationen als Richtschnur und nicht als starres Gerüst, was nicht individuell an Ihren Körper angepasst werden kann.

Schwere Maschinen, hochgewichtige Hanteln, viel Stahl und wenig Atmosphäre herrschten damals vor. Die Szene hat sich jedoch so rasant entwickelt, dass die »Eisen-Studios« von damals mittlerweile fast keine Bedeutung mehr haben. Regelrechte Fitness-Oasen, Gesundheitstempel und Wellness-Anlagen wurden aus dem Boden gestampft und auch der Sportwissenschaft, die sich heutzutage sehr intensiv mit Fitness und Training beschäftigt, haben wir es zu verdanken, dass Fitness nicht mehr nur ein Thema für die Jungen ist.
Das Alter spielt im heutigen Fitnesstraining keine Rolle mehr. Junioren und Senioren wissen gleichermaßen das moderne Trainingsangebot zu schätzen und werden für die eigene Gesundheit und Fitness aktiv. Das Durchschnitts-

Denken Sie stets daran: Jeder Sportler ist ein Individuum mit ganz speziellen und persönlichen Motiven, Trainingsvoraussetzungen und -zielen.

Wolfgang Mießner

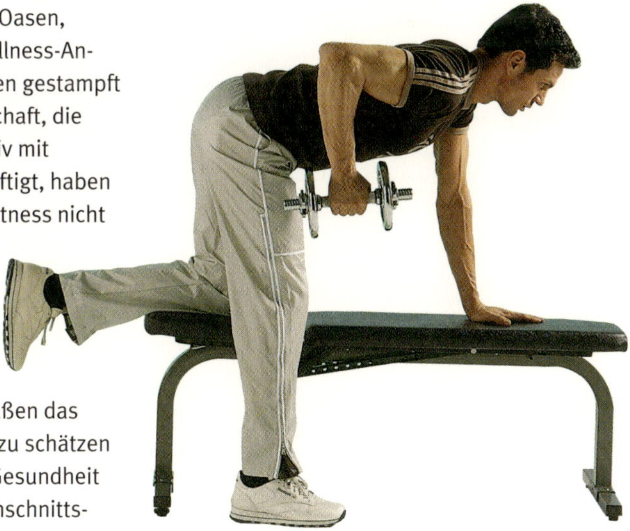

Body Basics

Unser Körper wird nicht selten als »Wunderwerk der Natur« bezeichnet. Aufgrund der erstaunlichen Vielseitigkeit und der technisch fast nicht messbaren Geschwindigkeiten mancher Prozesse scheint dieser Begriff wirklich passend zu sein. Allein um eine Tasse aus dem Küchenschrank zu nehmen, geschehen innerhalb von Bruchteilen einer Sekunde hunderte von chemischen und mechanischen Abläufen, die wir bei dieser einfachen Handlung gar nicht bewusst realisieren. Was passiert dann erst, wenn wir 5 Minuten auf dem Laufband trainieren oder während des Muskeltrainings eine Hantel schwingen? Alles scheint so alltäglich und selbstverständlich. Wenn unser Körper funktio-

Knochen des Skeletts

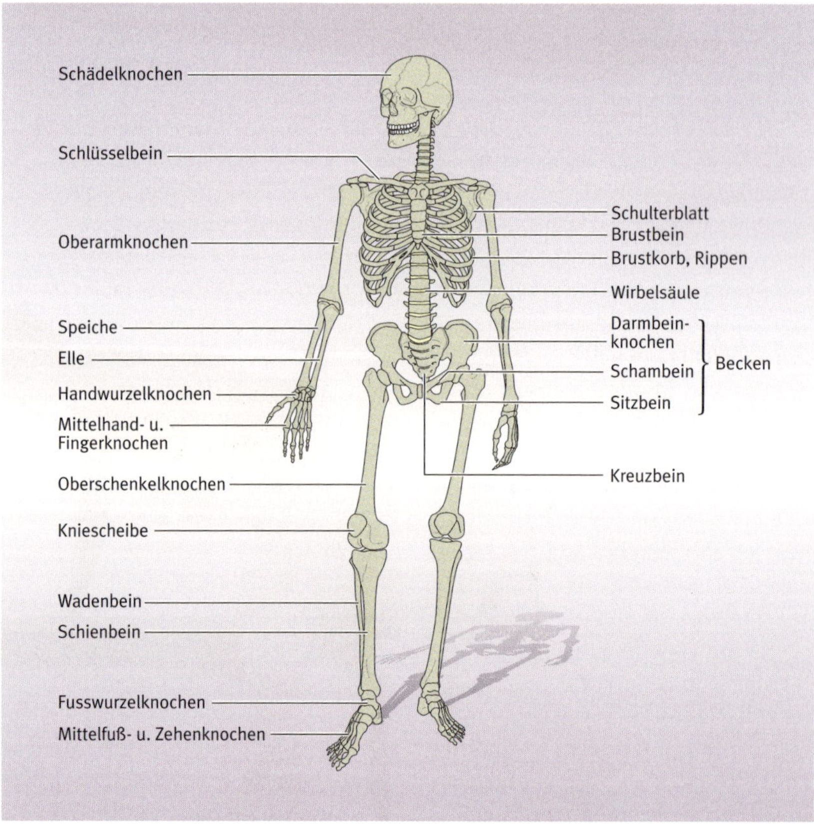

niert, ist es das auch. Wir müssen uns darüber eigentlich keine weiteren Gedanken machen. Dennoch sollen in diesem Kapitel einige Grundlagen erörtert werden, die im Fitnesstraining eine wesentliche Rolle spielen.

Wer seinen Körper kennt und wahrnimmt, trainiert bewusster, aufmerksamer und somit auch erfolgreicher.

Knochen

Das Skelett, welches bestimmt jeder noch aus seiner Schulzeit im Biologiezimmer vor sich stehen sieht, bildet das Grundgerüst unseres Körpers. Ohne Skelett könnten wir uns nicht bewegen, geschweige denn Sport treiben. Die über 200 Knochen des menschlichen Skeletts bieten den Ansatz (Befestigungspunkte) für die Skelettmuskeln und machen durchschnittlich 20 Prozent unseres Gewichtes aus. Dabei ist jeder einzelne ein bemerkenswertes Kunstwerk und durch die besondere Bauweise eines der widerstandsfähigsten Materialen unseres Körpers. Knochen sind – und das ist wichtig zu wissen – lebendiges Gewebe, das ständig mit Blut versorgt wird und Nervenreize aussenden kann. Bei entsprechender Belastung durch Fitnesstraining sind sie fähig, ihre innere Struktur so zu verändern, dass sie fester und stabiler werden. Die Festigkeit der Knochen, welche durch ein dichtes Lamellensystem erreicht wird, spielt vor allem im fortschreitenden Alter eine wesentliche Rolle, da mit zunehmendem Lebensalter leider gleichzeitig ein gewisser Abbau von Knochensubstanz einhergeht (Osteoporose). Je höher also die Dichte der Knochen in jungen Jahren ist, desto weniger schlimm wirkt sich der altersbedingte Knochenabbau im späteren Alter aus.

Eine sehr wichtige Aufgabe innerhalb der Skelettstruktur übernimmt die Wirbelsäule, welche mit ihrer physiologisch bedingten Doppel-S-Krümmung eine tragende Rolle spielt. Durch die besondere Form der einzelnen Wirbel und die komplexe Anordnung von Wirbelgelenken, Bandscheiben und Bändern (Bewegungssegmente) wird sie als Ganzes sehr beweglich, reagiert aber auch sensibel auf dauerhaft falsche Belastungen im Alltag oder Training. Entsprechend der unterschiedlich wirkenden Kräfte im Hals-, Brust- und Lendenwirbelbereich unterscheidet sich die Form der einzelnen Wirbel geringfügig. So sind zum Beispiel die Wirbelkörper im Halsabschnitt weniger massiv ausgebildet als die im Lendenbereich, wo mehr Körpergewicht (Rumpf) gestützt werden muss und viele Beuge- und Drehbewegungen stattfinden.

Durch regelmäßig ausgeführtes Training für die Muskulatur des Rückens erreichen wir einen entscheidenden Vorteil gegenüber untrainierten Personen: Eine gut und vor allem ausgewogen trainierte Rückenmuskulatur beugt Haltungsschwächen vor, unterstützt die Wirbelsäule in ihrer Tragefunktion und schützt uns nicht zuletzt vor typischen, zivilisationsbedingten Beschwerden.

Gelenke und Bänder

Eine der vielen Grundlagen für Bewegung im Alltag oder Sport sind die Gelenke, welche immer zwischen zwei benachbarten Knochen liegen. Je nachdem, welche Knochen durch Gelenke verbunden werden, sind weite und ausladende (Schultergelenk) oder nur kleine, fast unscheinbare Bewegungen (Gelenk des kleines Zehs) möglich. Unabhängig von der Größe der Bewegung nennt man diese Gelenke die »echten Gelenke«. Dabei sind zwei miteinander artikulierende Knochenenden immer mit hyalinem Knorpel überzogen, sodass eine glatte Oberfläche entsteht und die Reibung durch Bewegung weitestgehend herabgesetzt wird. Zwischen diesen Knorpelflächen beider Knochen liegt ein kapillärer Spalt, die Gelenkhöhle. Die Gelenkkapsel bildet die Hülle für das Gelenk und schließt die Gelenkhöhle (Gelenkspalt) nach außen hin luftdicht ab.
Die innere der beiden Schichten der Gelenkkapsel produziert Gelenkschmiere, welche den Knorpel ernährt und zusätzlich die Reibung vermindert. Im Gegensatz dazu gibt es die »unechten Gelenke«, denen die eben aufgezählten typischen Merkmale der echten Gelenke fehlen. Dazu zählen

- »bandhafte« Gelenke, die durch äußerst straffes Bindegewebe gebildet werden (zum Beispiel die Verbindung von Schien- und Wadenbein),
- »knorpelhafte« Gelenke, die durch bindegewebsartigen Knorpel gebildet werden (zum Beispiel die Verbindung der Schambeinfuge) und
- »knochenhafte« Gelenke, die durch die Verwachsung zweier oder mehrerer benachbarter Knochen gebildet werden (zum Beispiel die knöcherne Verbindung der Kreuzbeinwirbel).

Gut zu wissen!

Diarthrosen sind bewegliche Verbindungen zwischen zwei Knochen, die so genannten »echten Gelenke«. Die typischen Kennzeichen der Diarthrosen sind der hyaline Gelenkknorpel an den Knochenenden, der Gelenkspalt und die Gelenkkapsel.
Synarthrosen sind straffe Verbindungen von Knochen durch ein Bindematerial (Bänder, Knorpel oder knöchrige Verwachsungen), das praktisch keine Beweglichkeit zulässt. Man nennt sie auch die »unechten Gelenke«.

Zu jedem echten Gelenk gehören noch ein oder mehrere Bänder, die unter anderem eine wichtige stabilisierende und verstärkende Aufgabe besitzen. Wird deren Belastbarkeit überbeansprucht, beispielsweise beim Umknicken des Fußes, können sie überdehnen (Bänderdehnung), teilweise oder ganz reißen (Bänderriss). Verletzte Bandstrukturen werden entweder operativ und/oder physiotherapeutisch behandelt. Jede Bandverletzung mindert jedoch unweigerlich die Zugfestigkeit, weshalb es wichtig erscheint die nun verminderte Belastbarkeit der Bänder durch eine kräftige Muskulatur teilweise zu kompensieren. Trainierte Fitness-Sportler haben also im rehabilitativen Prozess nach Verletzungen schon einen Vorsprung.

Muskeln – Kraftwerke der Bewegung

Wir unterscheiden ca. 600 verschiedene Muskeln, die durchschnittlich die Hälfte unseres Gewichts ausmachen. Dabei unterteilen wir in glattes und quer gestreiftes Muskelgewebe.

Glattes Muskelgewebe
Es kommt hauptsächlich in den inneren Organen vor. Die Aktivität dieser Muskulatur können wir nicht bewusst steuern. Man sagt, die Kontraktionen erfolgen unwillkürlich. Sie werden vom vegetativen Nervensystem gesteuert.

Quer gestreiftes Muskelgewebe
Durch die besondere Anordnung der Muskelfasern und des mikroskopischen Aufbaus erscheint der Eindruck einer Querstreifung der Muskulatur. Davon wird auch der Name dieser Muskelgewebeart abgeleitet. Wir unterscheiden die quer gestreifte Herzmuskulatur, deren regelmäßige Aktivität wir ebenfalls nicht steuern können, und die quer gestreifte Skelettmuskulatur, um die sich letztendlich im Fitness-Sport alles dreht. Die Aktivität der Skelettmuskulatur, im Folgenden nur Muskulatur genannt, können wir bewusst steuern, bewusst aktivieren und somit bewusst trainieren.
Neben der aktiven Bewegung des Körpers erfüllt die Muskulatur aber noch zwei weitere wichtige Aufgaben. Zum einen ermöglicht sie die aufrechte Körperhaltung und somit den aufrechten Gang – dies geschieht allerdings automatisch, ohne dass wir darauf bewusst achten müssen –, zum anderen hält sie unseren Körper warm. Das geschieht mit dem Anteil an Energie, den sie nicht zur Kontraktion benötigt und als »Abfallprodukt« in Körperwärme umwandelt.

Wie ist ein Muskel aufgebaut?

Die quer gestreiften Skelettmuskeln bilden den *aktiven Bewegungsapparat*. Sie haben alle den gleichen strukturellen Aufbau, unabhängig davon, dass sie sehr viele unterschiedliche Formen, Längen oder Dicken haben

Oberflächliche Skelettmuskulatur, Ansicht von vorn

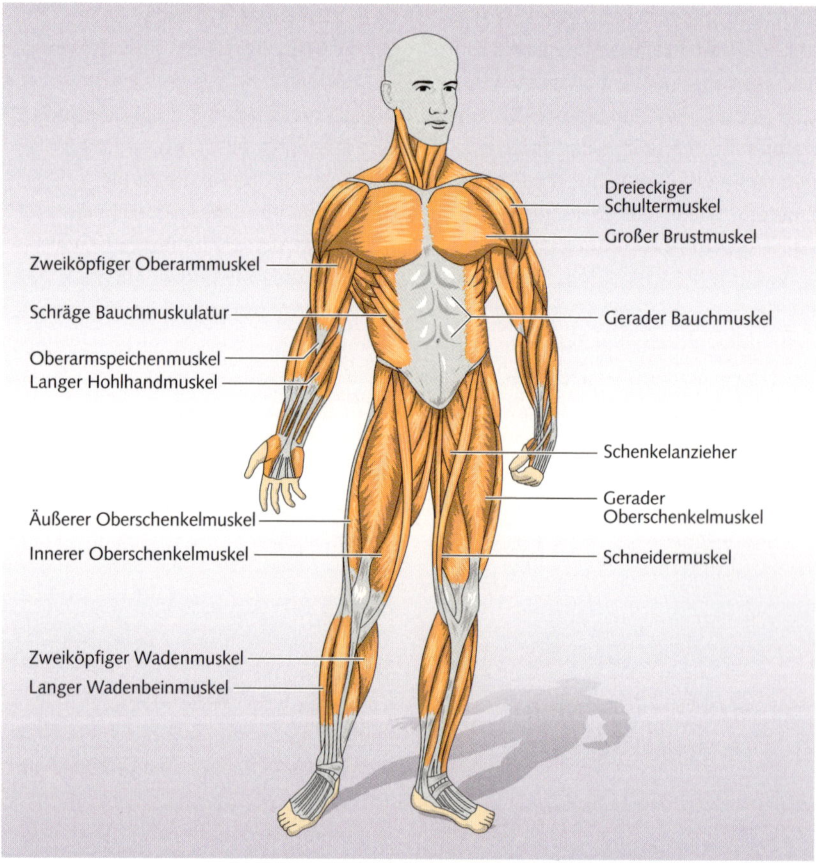

können, nur über ein Gelenk oder über zwei oder mehrere Gelenke verlaufen können. Also gleicht kein Muskel unseres Körpers einem anderen. Der einzigartige Aufbau ermöglicht die Kontraktion (Zusammenziehen) der Muskulatur, einer weiteren wichtigen Grundlage von Bewegung.

Ein Skelettmuskel läuft also immer über mindestens ein Gelenk. Jedes Ende eines Muskels geht in eine Sehne über, die an einem Knochen befestigt ist. Der Muskel selbst setzt sich aus einzelnen Muskelfaserbündeln zusammen, die wiederum aus mehreren hundert Muskelfasern, den Muskelzellen, bestehen. Diese Muskelzellen sind strangförmig und können bis zu 15 oder 20 cm lang sein. Das Besondere daran ist, dass die dazugehörigen Zellkerne nicht wie üblich in, sondern außen an der Zelle liegen. Eine einzige Muskelzelle setzt sich wiederum aus 100 bis mehreren 1000 parallel verlaufenden Myofibrillen zusammen. Diese Myofibrillen – und nun kommen wir zum entscheidenden Element der Kontraktion – bestehen aus verschiedenen Filamenten, den dicken Myosin- und den dünnen Aktinfilamenten.

Wie funktioniert ein Muskel?

Wie schon erwähnt, sind es zuletzt die verschiedenen Filamente, welche für eine Kontraktion verantwortlich sind. Diese wirklich unglaublich dünnen Aktin- und Myosinfilamente können, wenn wir dies willentlich steuern, eine besondere Beziehung eingehen. Im

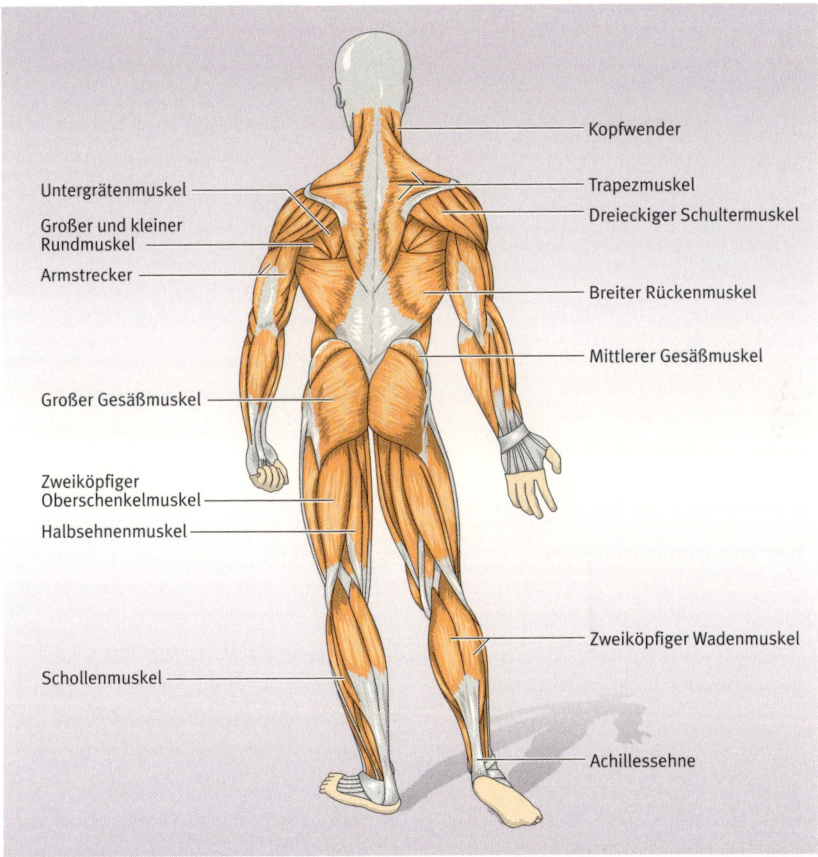

Oberflächliche Skelettmuskulatur, Ansicht von hinten

völlig entspannten Zustand der Muskulatur liegen diese Filamente sehr streng geordnet und ruhig nebeneinander. Durch einen bewusst ausgelösten Befehl unsererseits gleiten die Filamente ein kleines Stückchen ineinander. Die Strecke, die sie bei einer einzigen so genannten »Ruderbewegung« zurücklegen ist so minimal, dass erst die Summe aller Filamentbewegungen eines Muskels eine sichtbare Bewegung verursacht. Diese Ruderbewegung wiederholt sich bis zu 50-mal pro Sekunde. Die Muskelkontraktion beruht also auf der Folge von unzähligem Ineinandergleiten der Aktin- und Myosinfilamente. Dieser Vorgang kann jedoch nur ablaufen, wenn uns als Energiequelle ATP zu Verfügung steht.

Gut zu wissen!

Mit der Aufnahme der Nahrung in Form von Kohlehydraten, Fett und Eiweiß ermöglichen wir unserem Körper durch die Verbrennung der Nährstoffe Energie zu produzieren. Die Nahrung wird dabei von unserem Verdauungssystem in immer kleinere Bestandteile zerlegt und in Form von ATP (Adenosintriphosphat) gespeichert, welches für Energie verbrauchende Prozesse (zum Beispiel Muskelarbeit) herangezogen wird. ATP stellt eine hochenergetische Verbindung dar und ist die unmittelbare Energiequelle für unsere Muskelfasern.

Agonist, Antagonist und Synergist

Agonist, Antagonist und Synergisten bilden immer eine funktionelle Muskelgruppe, eine Muskelkombination also, welche bei einer bestimmten Bewegung eine Einheit bildet. Die richtige oder anders ausgedrückt die geschulte Koordination der beteiligten Muskeln ermöglicht einen harmonischen Bewegungsfluss. Am Beispiel der Armbeugebewegung lässt sich sehr eindeutig das Prinzip der funktionellen Muskelgruppen erläutern (siehe Grafik Seite 17).

- **Agonisten** sind Muskeln, die eine gewünschte Bewegung ausführen, indem sie kontrahieren, sich zusammenziehen. In unserem Beispiel beugt der zweiköpfige Oberarmmuskel den Arm im Ellbogengelenk.
- **Antagonisten** sind Muskeln, die die entgegengesetzte Bewegung ausführen, indem sie sich durch Nachlassen der Spannung dehnen, sich verlängern. Bei beugender Armbewegung ist dies der Armstrecker.
- **Synergisten** sind Muskeln, welche die Bewegung des Agonisten unterstützen. In unserem Fall helfen der Oberarmspeichenmuskel und der Armbeuger dem zweiköpfigen Oberarmmuskel, um den Arm im Ellbogengelenk zu beugen. Durch diese Parallelschaltung von mehreren Muskeln können Bewegungen ökonomischer ausgeführt werden.

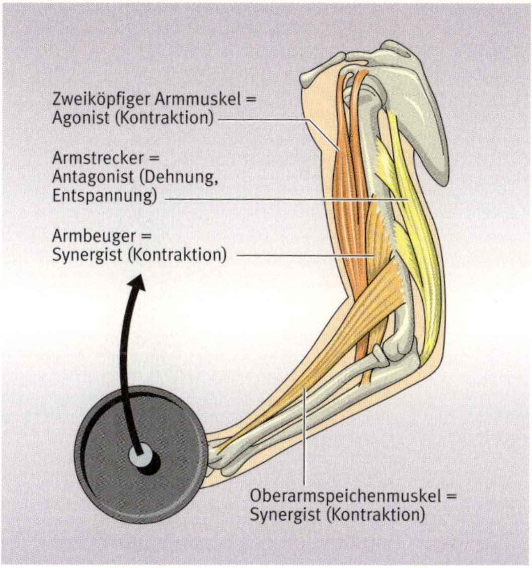

Funktionelle Muskelgruppe am Beispiel der Armbeugebewegung

Haltung bewahren!

Das Training im Fitness-Studio bietet uns viele Möglichkeiten, Beschwerden am Bewegungsapparat auf natürliche Art und Weise aktiv und ohne Pillen entgegenzutreten. An erster Stelle stehen dabei Rückenbeschwerden, die in den meisten Fällen aufgrund von mangelnd ausgebildeter Muskulatur oder muskulären Dysbalancen entstehen. Die Erfahrung zeigt, dass die Beschwerden mit Hilfe eines gezielten Trainings innerhalb weniger Tage gelindert werden können oder im Laufe von einigen Wochen sogar ganz verschwinden. Aus diesem Grunde ist es sinnvoll, in diesem Buch kurz auf Haltungsschwächen einzugehen. Mit den grundlegenden Informationen können Sie schnell und unkompliziert eigene Schwächen erkennen und mit einem entsprechenden Fitnesstraining umgehend reagieren.

Die Normalhaltung

In der Normalhaltung befindet sich die Wirbelsäule in ihrer natürlichen Doppel-S-Krümmung. Die Skelettmuskulatur ist ausgewogen trainiert und die passiven Strukturen des Bewegungsapparates (Knochen, Gelenke und Bänder) werden ausgewogen belastet. Die Beurteilung der Haltung ist mit dem Lotlinientest sehr einfach. Dazu wird ein Seil am unteren Ende mit einem Gewicht beschwert. Das obere Ende wird an das Ohrläppchen gehalten. Von der Seite gesehen verläuft das Seil vom Ohr über das Schultergelenk die Wirbelsäule entlang nach unten, am Hüft- und Kniegelenk vorbei bis zur Mitte des Fußes.
Am besten ist es, wenn Sie einen Partner um Hilfe bitten, der mit dem Lotlinientest Ihre Haltung überprüft. Stehen Sie nämlich zur Selbstkontrolle vor einem Spiegel, passiert es relativ leicht, dass Sie sich automatisch übertrieben gerade hinstellen und dadurch eine objektive Beurteilung schwer fällt.

Der Haltungstest dient jedoch nur der Prävention. Sollten schon Beschwerden bestehen, ist es natürlich ratsam einen Facharzt aufzusuchen, der mit professionellen Mitteln wesentlich genauere Testergebnisse erzielen und individuell geeignete Übungen empfehlen kann.

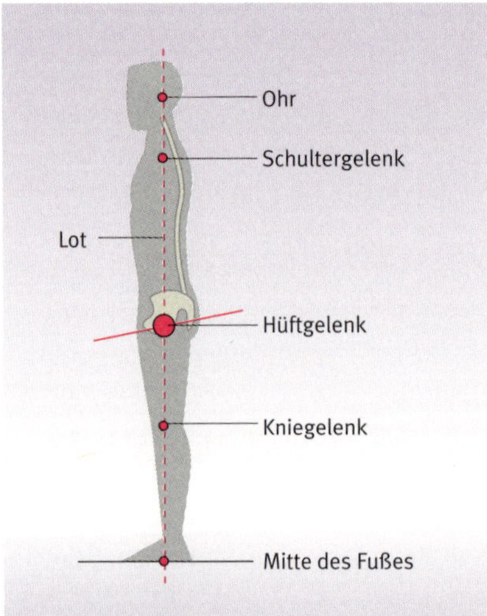

Ermittlung der Haltung durch den Lotlinientest

Der Rundrücken

Beim Rundrücken liegt eine verstärkte Brustkyphose vor (Kyphose bedeutet Wirbelsäulenkrümmung nach hinten). Der Brustkorb ist mehr oder weniger eingesunken und die Schultern ragen über die Mittelachse des Körpers nach vorn. Bei übermäßig ausgeprägtem Rundrücken können die Schulterblätter als so genannte »Flügelschultern« am Rücken hervortreten.

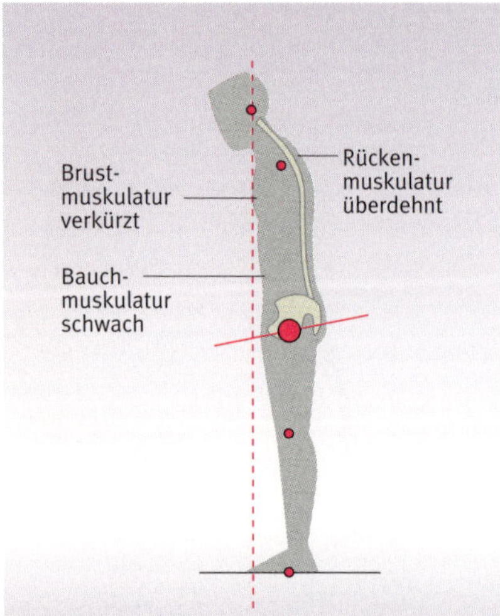

Rundrücken, schematische Darstellung

Anatomisch ist eine Verkürzung der Brustmuskulatur, eine überdehnte Rückenstreck- und eine leistungsschwache Schultergürtelmuskulatur zu erkennen. Ist zusätzlich der vordere Sägemuskel (M. serratus anterior) zu schwach ausgebildet, entstehen Flügelschultern.

Tipps für das Training bei bestehendem Rundrücken

Soweit noch nicht Bestandteil Ihres Trainingsprogramms, achten Sie zusätzlich auf die:

- Kräftigung der Rücken- und Nackenmuskulatur
- Kräftigung der Schultermuskulatur im seitlichen und hinteren Bereich
- Kräftigung der schrägen und geraden Bauchmuskulatur
- Dehnung der Brustmuskulatur

Der Totalrundrücken

Beim Totalrundrücken sind, neben den Merkmalen des Rundrückens, weitere Strukturen betroffen, vor allem im unteren Extremitätenbereich. Wie aus der Abbildung zu erkennen, ist aufgrund der schwachen und verkürzten Gesäß- und hinteren Oberschenkelmuskulatur sowie der überdehnten vorderen Oberschenkelmuskulatur das Becken deutlich aufgerichtet (Beckendrehung nach hinten). Wegen dieser veränderten Gesamtstatik kommt es beim Totalrundrücken zu einem ausgeprägten muskulären Ungleichgewicht.

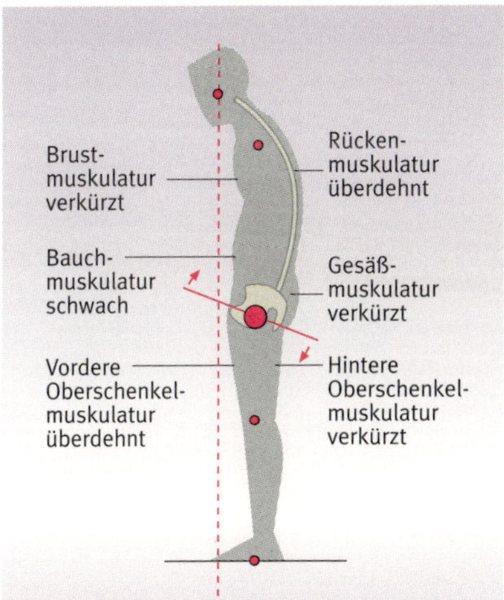

Totalrundrücken, schematische Darstellung

Tipps für das Training bei bestehendem Totalrundrücken

Soweit noch nicht Bestandteil Ihres Trainingsprogramms, achten Sie zusätzlich auf die:

- Kräftigung der Rücken- und Nackenmuskulatur
- Kräftigung der Schultermuskulatur im seitlichen und hinteren Bereich
- Kräftigung der schrägen und geraden Bauchmuskulatur
- Kräftigung der vorderen Oberschenkelmuskulatur
- Dehnung der Gesäßmuskulatur
- Dehnung der hinteren Oberschenkelmuskulatur
- Dehnung der Brustmuskulatur

Der Hohlrücken

Beim Hohlrücken, oft Hohlkreuz genannt, liegt eine verstärkte Lordose im Bereich der Lendenwirbelsäule vor. Das Becken ist gekippt (Beckendrehung nach vorn) und der Rumpf leicht nach hinten geneigt.

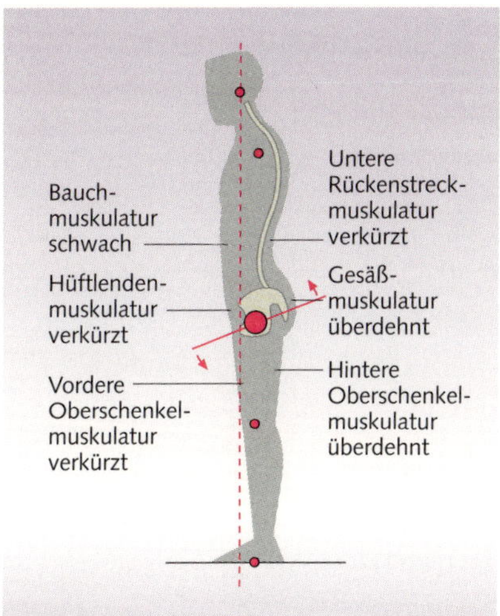

Hohlrücken, schematische Darstellung

Aus anatomischer Sicht sind Hüftlendenmuskel, vordere Oberschenkel- und untere Rückenstreckmuskulatur verkürzt, die Bauchmuskulatur zu schwach und die Gesäß- und hintere Oberschenkelmuskulatur überdehnt.

Tipps für das Training bei bestehendem Hohlrücken

Soweit noch nicht Bestandteil Ihres Trainingsprogramms, achten Sie zusätzlich auf die:

- Kräftigung der Bauchmuskulatur
- Kräftigung der Gesäßmuskulatur
- Kräftigung der hinteren Oberschenkelmuskulatur
- Dehnung der Hüftlendenmuskulatur
- Dehnung der vorderen Oberschenkelmuskulatur
- Dehnung der unteren Rückenstreckmuskulatur

Der Hohlrundrücken

Der Hohlrundrücken ist die Steigerung des Hohlkreuzes, bei dem weitere Merkmale im oberen Bereich des Körpers zu erkennen sind, nämlich eine verkürzte Brustmuskulatur und eine überdehnte obere Rückenmuskulatur. Oft ist beim Hohlrundrücken der Kopf deutlich nach vorn geneigt und der Bauch steht hervor. Aufgrund der veränderten Statik der Lendenwirbelsäule kann es beim Hohl- sowie beim Hohlrundrücken zu lumbalen (den Lendenbereich betreffend) Beschwerden kommen, vor allem wenn falsche Sitzgewohnheiten oder sportliche Aktivitäten mit zusätzlicher Hohlkreuzbildung die Lordosierung (Lordose = Wirbelsäulenkrümmung nach vorn) der Wirbelsäule forcieren (Vorsicht bei einigen Yoga-Übungen).

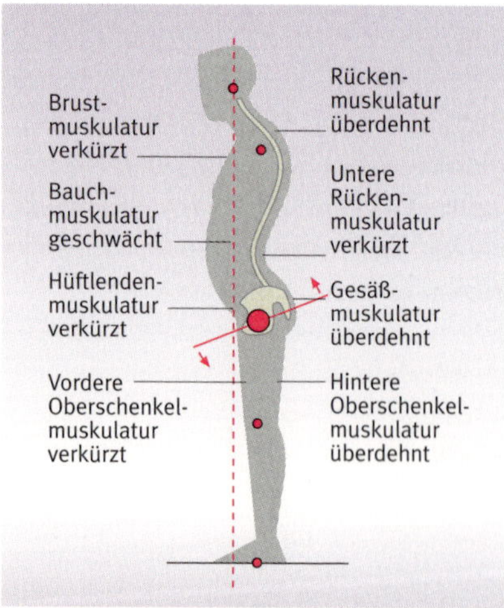

Hohlrundrücken, schematische Darstellung

Tipps für das Training bei bestehendem Hohlrundrücken

Soweit noch nicht Bestandteil Ihres Trainingsprogramms, achten Sie zusätzlich auf die:

- Kräftigung der oberen Rücken- und Nackenmuskulatur
- Kräftigung der seitlichen und hinteren Schultermuskulatur
- Kräftigung der Gesäßmuskulatur
- Kräftigung der hinteren Oberschenkelmuskulatur
- Kräftigung der Bauchmuskulatur
- Dehnung der unteren Rückenstreckmuskulatur

- Dehnung der Brustmuskulatur
- Dehnung der Hüftlendenmuskulatur
- Dehnung der vorderen Oberschenkelmuskulatur

Der Flachrücken

Beim Flachrücken fehlt die natürliche S-Schwingung der Wirbelsäule und das Becken ist unnatürlich aufgerichtet, was den Rücken flach wie ein Brett erscheinen lässt. Oft stehen die Schulterblätter als Flügelschultern ab. Durch die fehlende Krümmung der Wirbelsäule kommt es zu einer Abnahme der abfedernden Funktion und damit zu einer geringeren dynamischen Beanspruchbarkeit der Wirbelsäule.
Anatomisch sind eine schwache Rücken-, Bauch- und Gesäßmuskulatur und eine überdehnte Hüftbeugemuskulatur zu erkennen.

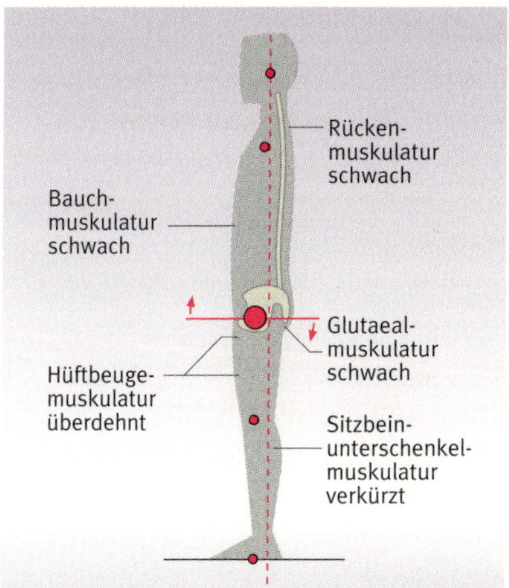

Flachrücken, schematische Darstellung

Tipps für das Training bei bestehendem Flachrücken

Soweit noch nicht Bestandteil Ihres Trainingsprogramms, achten Sie zusätzlich auf:

- Kräftigung der gesamten Rücken- und Nackenmuskulatur
- Kräftigung der Gesäßmuskulatur
- Kräftigung der Bauchmuskulatur
- Kräftigung der vorderen Oberschenkelmuskulatur
- Dehnung der hinteren Oberschenkelmuskulatur

Das Herz-Kreislauf-System

Wer von »Fitness« spricht, denkt meistens auch an »Ausdauer«. Zu Recht, denn die Ausdauerleistungsfähigkeit hängt direkt mit der Leistungsfähigkeit des Herz-Kreislauf-Systems zusammen. Ausdauertraining ist mittlerweile ein ganz wesentlicher und wichtiger Bestandteil des Fitnesstrainings geworden. Wichtiges über das Wie, Was und Warum des Ausdauertrainings erfahren Sie im Kapitel » Ausdauertraining« ab Seite 74.
Das Herz-Kreislauf-System verbindet alle Organe des Körpers zu einer funktionellen Einheit. Bei diesem in sich geschlossenen System bildet das Herz die treibende Kraft für die Blutzirkulation. Die Funktionsbereitschaft des Systems ist eine wichtige Voraussetzung für sportliche Aktivitäten.

Gut zu wissen!

Das gesunde Herz schlägt ungefähr 100 000-mal am Tag und etwa 2,5 Milliarden-mal im Laufe eines Lebens.

Innerhalb des Herz-Kreislauf-Systems unterscheidet man zwei eigene, aber trotzdem zusammenarbeitende Kreisläufe:

- den Körperkreislauf, auch großer Kreislauf genannt,
- den Lungenkreislauf oder kleinen Kreislauf.

Beide sind in Form einer 8 hintereinander geschaltet. Der *Körperkreislauf* beginnt in der linken Herzkammer. Von dort aus pumpt das Herz sauerstoffreiches Blut über die Aorta in immer kleiner werdende Blutgefäße, die Kapillargefäße, in die Körperperipherie. In den Kapillaren, die in allen Organen des Körpers vorhanden sind, werden der vom Blut mitgeführte frische Sauerstoff und viele wichtige Nährstoffe abgegeben. Über die Venen gelangt das nun sauer- und nährstoffarme Blut in den rechten Vorhof des Herzens. Von dort aus wird das Blut in die Herzkammer der gleichen Seite gepumpt. Hier beginnt der *Lungenkreislauf*. Das nun kohlendioxidreiche Blut gelangt in die Lunge, wo es in den Lungenbläschen (Alveolen) sozusagen gefiltert und mit frischem Sauerstoff angereichert wird. Das nun sauerstoffreiche Blut gelangt weiter über den linken Vorhof zur linken Herzkammer und der große Kreislauf kann von neuem beginnen.

Schematische Darstellung des Herz-Kreislauf-Systems

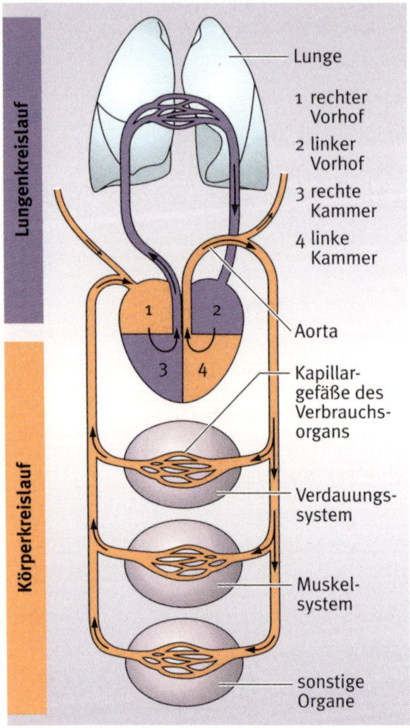

Das Herz- und Gefäßsystem stellt sich mit der Ver- und Entsorgungsfunktion immer auf die jeweiligen Bedürfnisse des Organismus ein. Bei intensivem Fitnesstraining fließt ein Großteil des Blutes in die Arbeitsmuskulatur, während sich bei der Verdauung ein sehr großer Anteil des Blutes im Magen-Darm-Trakt befindet. Das Herz-Kreislauf-System passt sich also den jeweiligen Stoffwechselaktivitäten des Körpers über die Förderleistung des Herzens und einer entsprechenden Umverteilung des Blutes zugunsten der jeweils beanspruchten Organe dynamisch an.

Es ist daher nicht ratsam, dass diese beiden Organgruppen (Muskel- und Verdauungssystem) gleichzeitig maximal durchblutet werden sollen. Damit erklärt sich auch die allgemeine Empfehlung »mit vollem Magen nicht zu trainieren«.

Krafttraining

Lassen Sie sich vom Thema »Kraft« oder »Krafttraining« nicht abschrecken. Es muss sich dabei nicht immer um Muskelberge wie bei Arnold Schwarzenegger handeln. Krafttraining wird ganz allgemein als eine Trainingsform zur Verbesserung der Maximalkraft, der Schnellkraft und der Kraftausdauer bezeichnet.

Gut zu wissen!

- Die Maximalkraft stellt die höchstmögliche Kraft dar, die das Muskelsystem bei maximaler Kontraktion ausüben kann.
- Die Schnellkraft beinhaltet die Fähigkeit des Muskelsystems den Körper, Teile des Körpers oder Gegenstände mit maximaler Geschwindigkeit zu bewegen.
- Die Kraftausdauer ist die Ermüdungswiderstandsfähigkeit des Organismus bei lang anhaltenden Kraftleistungen.

Jede Form des Krafttrainings beinhaltet verschiedene Trainingsmethoden und hat entsprechend unterschiedliche Wirkungen auf unsere Muskulatur. Das Training erfolgt meist in einem entsprechenden Kraftraum unter Verwendung von speziellen Kraftmaschinen, Lang- oder Kurzhanteln oder Seilzügen. Je nach Trainingsziel und eine darauf abgestimmte Trainingsmethode kann aber auch mit verschiedenen Kleingeräten (zum Beispiel Gymnastikhanteln oder Tubes) oder mittels des eigenen Körpergewichts trainiert werden.

Bedeutung des Krafttrainings für den Fitness-Sportler

Es gibt mehrere Gründe, um Fitness-Sport zu betreiben und seine Muskeln zu trainieren.

Erhaltung und Steigerung der allgemeinen Leistungsfähigkeit

Training dient dazu eine bestimmte Leistung zu erhalten oder zu erhöhen. Wenn man bedenkt, dass man im Laufe des Lebens etwa 50 Prozent seiner Muskelkraft verliert, scheint Krafttraining die einzige Möglichkeit zu sein, diesem Verlust entgegenzuwirken. Der Verlust an Kraft und Muskelmasse ist meist eine Folge von Inaktivität. Gerade im Alter stellt dies ein großes Problem dar, wenn man der Meinung ist, durch körperliche Schonung seine Gesundheit zu erhalten. Dass aber mit der Schonung gleichzeitig eine rapide abbauende Leistungsfähigkeit bezüglich Kraft, Ausdauer und Beweglichkeit einhergeht, wird oft übersehen. Glücklicherweise ist aber die Kraft eine leicht aufrechtzuerhaltende physische Fähigkeit, sowohl im Alter als auch bei verschiedenen Krankheiten. Tests mit Senioren ergeben immer wieder, dass die Muskelkraft noch im hohen Alter zu verdoppeln oder sogar zu verdreifachen ist. Das geschieht gerade dann, wenn vorher noch nie trainiert wurde. Erfolgreiches Krafttraining ist also keine Frage des Alters, zum Starten ist es nie zu spät!

Verbesserung des Aussehens

Trainierte Muskeln formen unseren Körper, egal ob das Krafttraining als Body-Building oder Body-Styling betrieben wird. Krafttraining hat den Vorteil, dass man gezielt ganz bestimmte Problemzonen seines Körpers bearbeiten kann. So kann es darum gehen Muskeln aufzubauen (Hypertrophie) oder seine Wunschpartien zu straffen. Durch gezieltes Trainieren verschiedener Zonen ist es auch möglich seine individuellen Körperproportionen so zu verändern, dass zum Beispiel ein knochenbaubedingtes breiteres Becken einer Frau mit Hilfe der richtigen Übungen gut retuschiert wird. Ein Mann mit schmalem Brustkorb dagegen kann mit speziellen Brust- und Schulterübungen seinem Oberkörper eine attraktivere Form verleihen. Auch wenn man Muskeln nicht so einfach und schnell seinen Wünschen entsprechend formen kann, gibt es immer noch die »Schönheit, die von innen kommt«. Wer trainiert, verändert seine Psyche. Wer sich wohl fühlt, der strahlt!

Verringerung der Körperfettmasse

Krafttraining steht zwar nicht in direktem Zusammenhang mit der Fettverbrennung, aber einige Wissenschaftler vermuten, dass die durch Krafttraining gewonnene Muskulatur einen weiteren Fettansatz verringern kann. Anscheinend wird durch ein Mehr an Muskulatur der Grundumsatz bezüglich des Verbrauchs an Kalorien gesteigert, was dazu führt, dass der trainierte Körper auch in Ruhephasen einen höheren Verbrauch hat, als der untrainierte. Allerdings wurde hierzu noch wenig geforscht, sodass wissenschaftliche Beweise weitgehend fehlen. Tatsache ist jedoch, dass durch antrainierte Muskeln das prozentuale Verhältnis von Fett und Muskeln zum Positiven hin verändert wird. Dieses Verhältnis kann man durch ein zusätzliches Ausdauertraining noch verbessern.

Gut zu wissen!

Krafttraining führt nicht bei jedem unweigerlich zum deutlich sichbaren Muskelaufbau. Frauen brauchen sich zum Beispiel nicht grundsätzlich vor Muskelknollen zu fürchten. Entscheidend sind die geschlechtlich unterschiedlichen genetischen Anlagen, die Gestaltung und der Aufbau des Trainings, das verwendete Gewicht und die Wiederholungszahl der einzelnen Übungen. Mehr darüber erfahren Sie ab Seite 61.

Gesunderhaltung der Knochen

Nur wenige Fitness-Sportler sind wohl aktiv, um ganz bewusst ihre Knochen zu stärken. Dabei ist ein gesunder, stabiler und fester Knochenapparat als Grundlage für ein langes verletzungsfreies und aktives Leben von immenser Bedeutung. Ab dem 35. Lebensjahr verliert der Mensch jährlich etwa 0,5 bis 1 Prozent seiner Knochenmasse. Diesen altersbedingten Abbau von Knochensubstanz nennt man Osteoporose. Sie ist verantwortlich für viele tausend Knochenbrüche im Jahr, die meist nach einem unglücklichen Sturz oder einer unüberlegten Bewegung am Oberschenkelhals auftreten. Viele dieser Frakturen führen zu Komplikationen. Wer frühzeitig mit dem Krafttraining beginnt, erhöht seine Knochendichte und hat gegenüber einem Untrainierten vor allem im Alter einen präventiven Vorteil. Kontrollierte Belastung beansprucht nicht nur die Muskeln, sondern fördert auch den Erhalt und Aufbau von Knochenmasse. Deshalb: Am besten gleich mit dem Krafttraining starten!

Verletzungsprophylaxe

Eine gut entwickelte Muskulatur bildet einen äußerst effizienten Schutz vor Verletzungen. Ohne die Unterstützung der Muskulatur wären zum Beispiel Kapseln und Bänder um ein vielfaches verletzungsanfälliger, Gelenke wären weniger geschützt. Auch die Koordinationsfähigkeit der Muskulatur (intermuskuläre Koordination) erleichert uns komplizierte Bewegungsabläufe zu vollziehen oder lässt uns durch das geschulte Zusammenspiel Stolperer besser abfangen und Bewegungsfehler schneller korrigieren. Muskuläre Dysbalancen – hier sind insbesondere die Bauch- und Rückenmuskulatur zu nennen – sind oft Ursache für Verletzungen im Bereich der Wirbelsäule, welche langfristig unsere Mobilität einschränken können. Ein ausgewogenes Krafttraining für die gesamte Muskulatur des Körpers ist angesichts der Verletzungsprophylaxe also unerlässlich.

Vorbeugung von Haltungsschwächen

Wie bereits im Kapitel »Haltung bewahren« ab Seite 17 veranschaulicht wurde, hat die Muskulatur wesentlichen Einfluss auf unsere Haltung. Ein Großteil der Bevölkerung aller Altersschichten leidet in unserem bewegungsarmen Zeitalter aufgrund des langen Sitzens in Schule und Beruf an einer untertrainierten Rumpfmuskulatur, welche oft Ursache für die Haltungsschwächen ist. Eine schlechte Haltung steht meistens in direktem Zusammenhang mit dem typischen »Kreuzschmerz«. Durch entsprechende Übungen an Krafttrainingsgeräten, mit Hanteln oder dem regelmäßigen Besuch von Wirbelsäulengymnastikkursen können Haltungsschwächen vorgebeugt und oft auch behoben werden.

Zusammenfassung der wichtigsten positiven Effekte des gesundheitsorientierten Krafttrainings	
Muskulatur	• Erhöhung der Kraft und Ökonomisierung der Muskelarbeit durch verbesserte intermuskuläre Koordination (Zusammenspiel der Muskeln bei verschiedenen Bewegungen) • Ausgleich muskulärer Defizite und Dysbalancen, Vorbeugung von Haltungsschwächen und Verhindern des altersbedingten Muskelabbaus • Vermeidung von muskulär bedingten Überlastungserscheinungen, wie zum Beispiel Verspannungen, Muskelkrämpfen oder -schmerzen • Kräftigung der Sehnen
Knochen	• Erhöhung der Knochenfestigkeit und Vorsorge/ Entgegenwirkung der Osteoporose • allgemeine Entlastung des passiven Bewegungsapparates, insbesondere der Wirbelsäule • Vorbeugung von Bandscheibenleiden
Gelenke	• Erhöhung des Gelenkschutzes durch kräftige gelenküberspannende Muskulatur (Muskelmanschette) • Kräftigung des Kapsel- und Bandapparates • Verbesserung der Gelenkknorpelernährung mit präventiver Wirkung gegen vorzeitigen Knorpelabbau (Arthrose)
Sonstiges	• Verbesserung des äußeren Erscheinungsbildes • allgemeine Verbesserung des Wohlbefindens und Erhöhung des Selbstwertgefühls, Steigerung der Vitalität • Unfallprophylaxe und geringere Pflegebedürftigkeit im Alter

Kleine Geräte- und Begriffskunde

Wie bereits bekannt ist, sind für das Krafttraining stets Widerstände notwendig. Diese können auf unterschiedliche Weise erzeugt werden. Die in einem Fitness-Studio gebräuchlichsten sind:

- Krafttrainingsgeräte mit Steckgewichten
- Krafttrainingsgeräte mit Widerstand durch Luft- oder Öldruck
- Kurz- und Langhanteln, die so genannten »freien Gewichte«
- elastische Zugbänder, zum Beispiel Thera-Bänder oder Exertubes
- das eigene Körpergewicht

Der Fitness-Sektor ist mittlerweile zu einem beachtlichen Wirtschaftszweig herangewachsen und es gibt etliche in- und ausländische Firmen, welche hunderte von Trainingsgeräten unterschiedlichen Typs mit verschiedenen Ausstattungs- und Technikmerkmalen produzieren. Verständlicherweise muss aus diesem Grund der jeweilige spezifische Bedienungsmechanismus eines

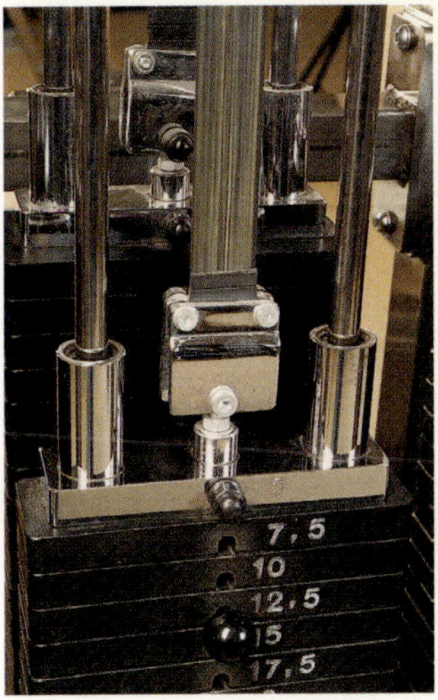

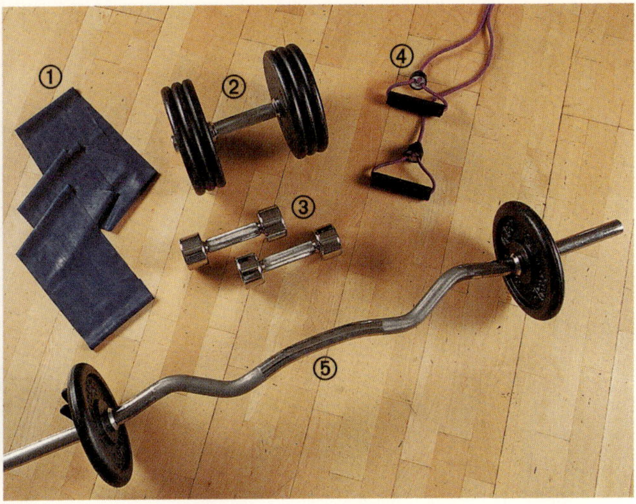

Links: Steckgewichte bei einem Krafttrainingsgerät

Rechts:
1 Thera-Band
2 Scheiben-Kurzhantel
3 Gymnastikhantel »Knochen«
4 Exertube
5 SZ-Hantelstange

jeden Gerätes vor Ort studiert werden. Neben den klassischen Krafttrainingsgeräten können auch elastische Zugbänder gute Dienste erweisen. Es gibt sie meist in verschiedenen Stärkegraden, die zur besseren Unterscheidung farbig gekennzeichnet sind. In vielen Aerobic-Kursen aber auch auf der Krafttrainingsfläche finden sie Anwendung. Zu guter Letzt findet man in jedem gut sortierten Studio einen separaten Hantelbereich. Zwar gibt es auch hier etliche Hersteller, die Unterschiede sind jedoch unerheblich und deshalb nicht nennenswert.
Aufgrund der fast unendlichen Vielfalt an Trainings- und Übungsmöglichkeiten können im Übungskatalog ab Seite 29 nur die wichtigsten vorgestellt werden. Diese reichen zu Beginn jedoch völlig aus, um ein umfassendes und abwechslungsreiches Training zu absolvieren.
Im Laufe der Trainingszeit wird jeder mit neuen Übungen und Variationen konfrontiert, die man nach Bedarf, Trainingsziel und persönlichen Geschmack in seine Programme einbauen kann.
Die nachfolgenden Grundbegriffe dagegen sind geräte- und übungsunabhängig und helfen jedem Trainierenden sich fachmännisch zu verständigen.

Grund- und Schrittstellung

In der *Grundstellung* sind die Beine hüft- bis schulterbreit geöffnet und die Füße parallel zueinander. Die Kniegelenke sind leicht gebeugt, der Oberkörper aufrecht und der Rücken gerade. Die *Schrittstellung* unterscheidet sich lediglich dahingehend, dass die Beine in leichter bis weiter Schrittstellung auf den Boden aufgesetzt werden.

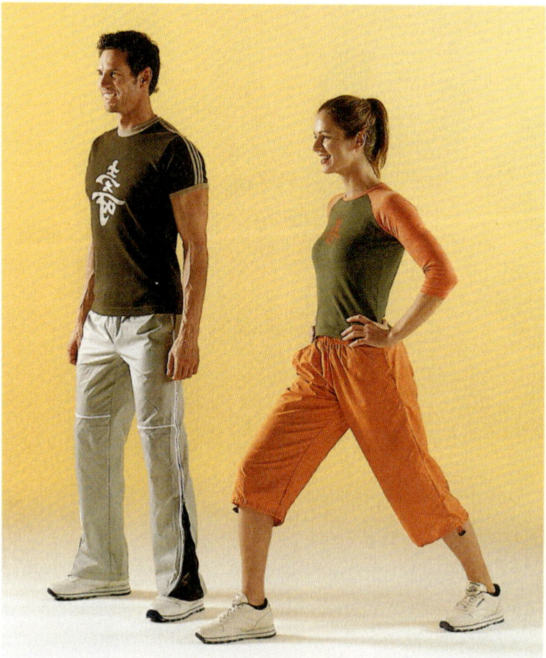

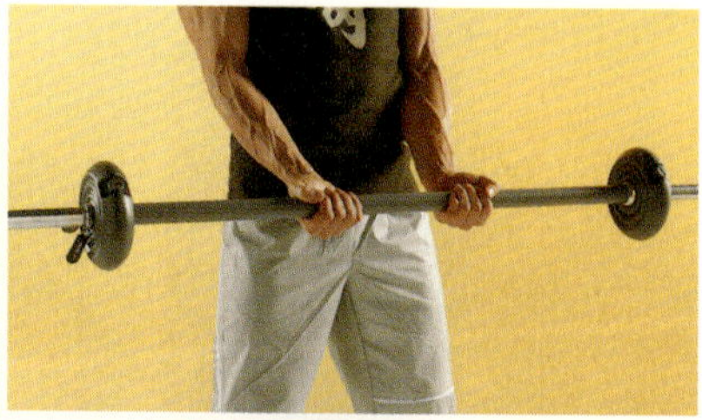

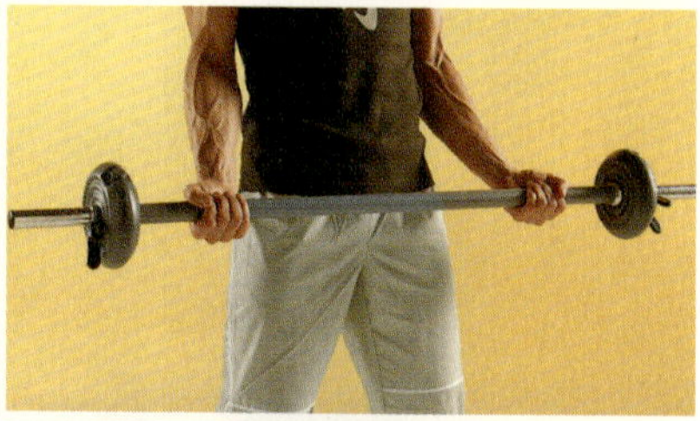

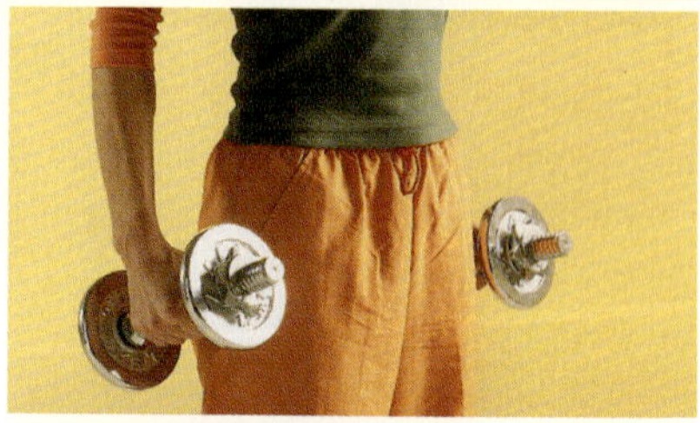

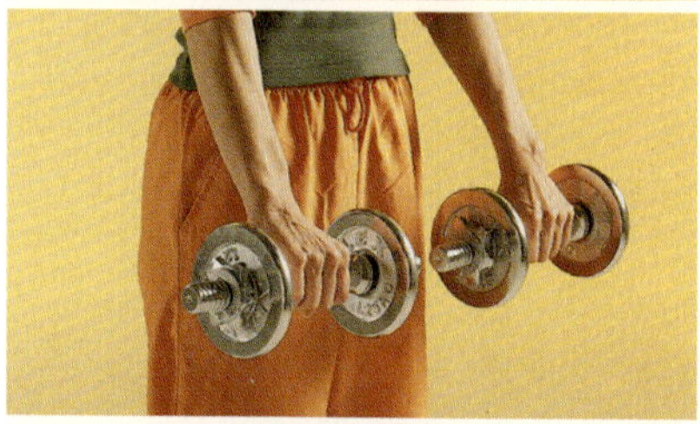

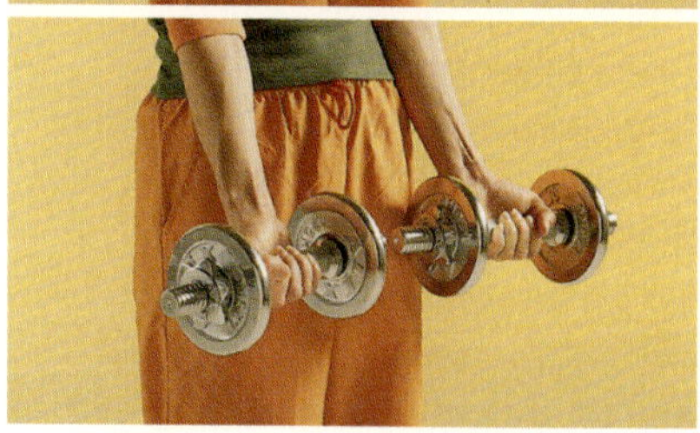

Grund- und Schrittstellung

Rechts, von oben nach unten:

Enger Griff mit Langhantel

Weiter Griff mit Langhantel

Neutralgriff mit Kurzhantel

Obergriff mit Kurzhantel

Untergriff mit Kurzhantel

Verschiedene Griffweiten

Vor allem bei Langhantelübungen, aber auch bei verschiedenen Maschinen können die Griffweiten variieren. Es gibt den engen und den weiten Griff. Manchmal bekommt man auch die Anweisung den Griff eines Gerätes oder die Langhantel »schulterbreit« zu fassen.

Unterschiedliche Griffarten

Neutral-, Ober- und Untergriff sind feststehende Bezeichnungen für die verschiedenen Griffarten. Sie kommen im Hanteltraining genauso vor wie an Kabelzugmaschinen oder klassischen Trainingsgeräten.

Krafttrainingsübungen

Rücken- und Nackenmuskulatur

Latzug vertikal

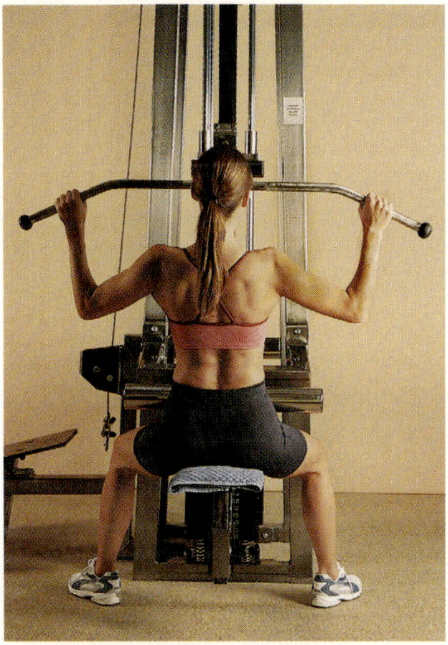

Ausgangsposition

Setzen Sie sich mit dem Gesicht zur Maschine und halten Sie die Füße fest am Boden. Die Beine sind durch die Oberschenkelrolle fixiert. Fassen Sie die Stange mit weit geöffneten Armen im Obergriff und neigen Sie den Oberkörper leicht nach hinten, wobei sich das Becken genau unterhalb der Zugstange befindet. Der Rücken ist gerade und der Blick geradeaus gerichtet.

Übungsausführung

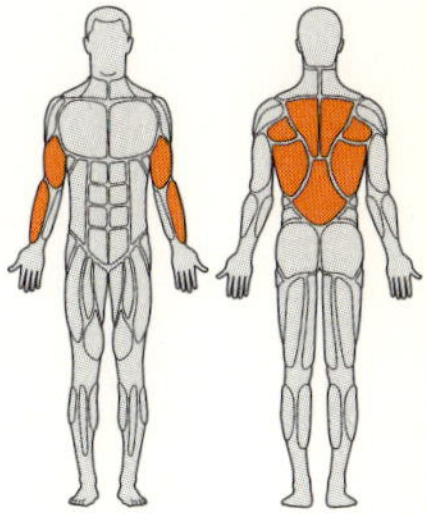

Ziehen Sie die Zugstange gleichmäßig von oben nach unten zum Brustbein. In der letzten Phase der Bewegung – etwa ab Kinnhöhe – ziehen Sie die Schultern nach hinten-unten und die Schulterblätter zusammen. Anschließend wird die Stange in die Ausgangsposition zurück gebracht, ohne dass der Oberkörper seinen Neigungswinkel verändert.

Tipps und Hinweise

- Verändern Sie alle 2 bis 4 Wochen die Griffweite (eng/mittel/weit), um alle Anteile des breiten Rückenmuskels zu beanspruchen.
- Probieren Sie auch die Variante mit engem Untergriff (die Innenflächen der Hände zeigen zum Körper) oder mit engem Neutralgriff durch Verwendung des speziellen V-Griffs.
- Wenn Sie aufrecht sitzen bleiben, statt den Oberkörper leicht nach hinten zu neigen und die lange Zugstange in den Nacken ziehen, beanspruchen Sie den breiten Rückenmuskel noch intensiver. Diese Variante ist allerdings auch schwieriger.
- Wer bereits genügend Kraft aufgebaut hat, kann sich an den klassischen Klimmzügen probieren. Auch hierbei sind unterschiedliche Griffweiten und -varianten möglich.
- Alternativ zur abgebildeten Kabelzugmaschine gibt es auch entsprechende Geräte mit starren oder entkoppelten Hebelarmen.

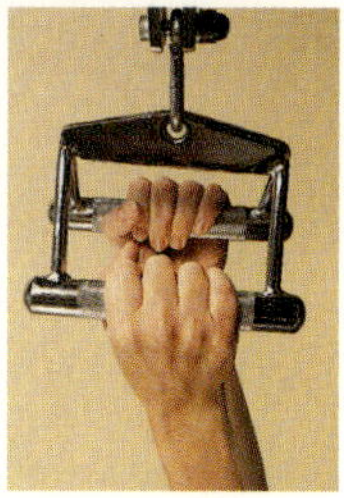

Der V-Griff wird auch Dreiecksgriff oder kleiner Parallelgriff genannt.

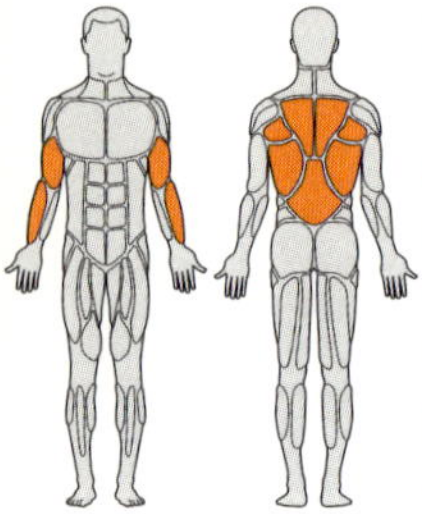

Latzug horizontal, »Latrudern«

Ausgangsposition

Mit leicht gebeugten Kniegelenken und sicher positionierten Füßen auf der Ablage setzen Sie sich auf die lange Sitzbank und fassen den V-Griff mit neutraler Griffposition. Die Arme sind fast gestreckt, der Oberkörper aufrecht und der Rücken gerade. Halten Sie den Kopf in Verlängerung der Wirbelsäule und ziehen Sie die Schultern nicht nach oben.

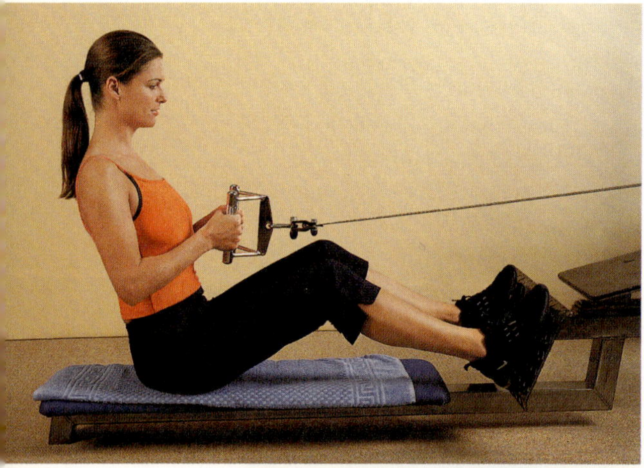

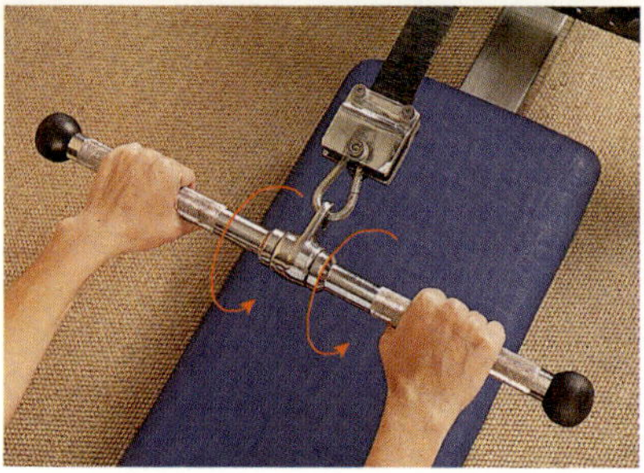

Übungsausführung

Ziehen Sie den V-Griff gleichmäßig in Richtung Oberkörper bis zum Brustbein. Die Ellbogen werden dabei eng am Körper entlanggeführt. Im letzten Bewegungsabschnitt ziehen Sie die Schultern etwas nach hinten und die Schulterblätter zusammen.

Tipps und Hinweise

- Führen Sie die Bewegung ohne Schwung aus!
- Als Variation können Sie auch eine kurze gerade Stange mit kugelgelagerten Griffen verwenden (Foto unten).
- Fortgeschrittene mit gut trainierter unterer Rückenmuskulatur können in der Ausgangsposition den Oberkörper bis maximal 45 Grad nach vorn neigen und sich in der Bewegungsphase zunächst aufrichten, bevor die Zugarbeit mit den Armen einsetzt.
- Alternativ haben viele Studios spezielle Rudergeräte mit feststehenden oder entkoppelten Hebelarmen bereitgestellt, bei denen die gleiche Bewegung vollzogen wird, allerdings mit dem Unterschied, dass hierbei der Oberkörper durch ein Brustpolster fixiert wird und die Sitzposition etwas höher ist. Durch das Brustpolster muss der Oberkörper nicht aus eigener Kraft gestützt werden, was dazu führt, dass der untere Bereich des Rückens entlastet wird. Einsteiger mit weniger gut ausgeprägter Rückenmuskulatur oder Rückenpatienten sollten solche Geräte bevorzugen.

Nackendrücken

Ausgangsposition

Setzen Sie sich mit geradem Rücken und leicht angespannter Bauchmuskulatur in die Trainingsmaschine. Bleiben Sie mit Ihrem Becken in Kontakt mit der Rückenlehne. Die Sitzhöhe ist so einzustellen, dass sich die Griffstangen ungefähr auf Schulterhöhe oder etwas oberhalb der Schultern befinden. Fassen Sie die Griffe so, dass im Ellbogengelenk ca. ein 90-Grad-Winkel entsteht.

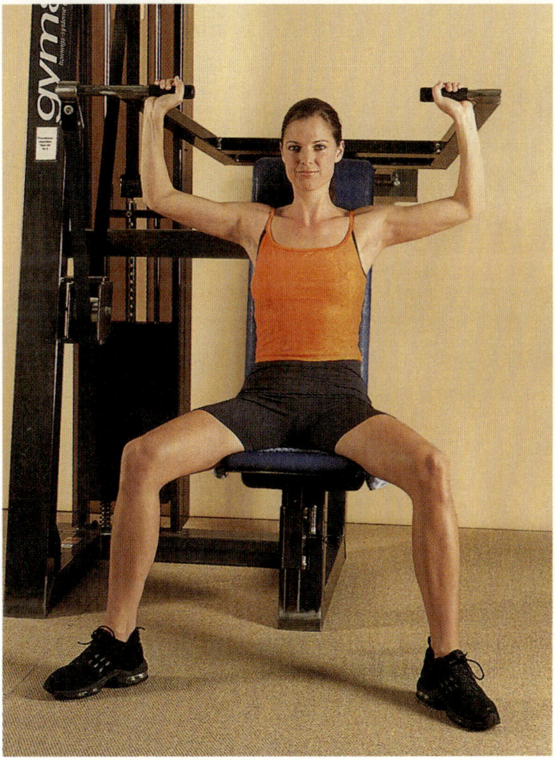

Übungsausführung

Drücken Sie nun Ihre Arme in gleichmäßigem Bewegungstempo gegen den Widerstand nach oben. In der höchsten Position sind die Ellbogengelenke noch leicht gebeugt. Senken Sie die Arme danach in die Ausgangsposition zurück.

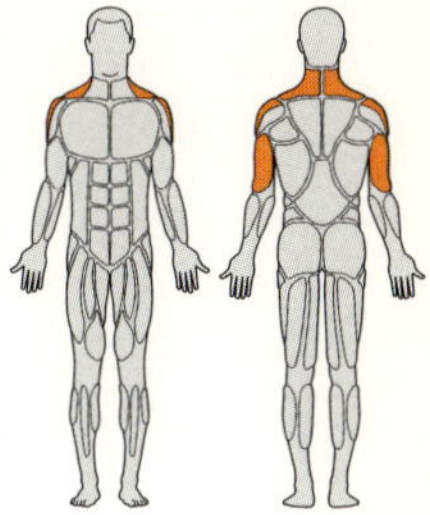

Tipps und Hinweise

- Wenn ein Beckengurt vorhanden ist, verwenden Sie diesen, damit das Becken in seiner Position gehalten wird.
- Halten Sie die Handgelenke in Verlängerung der Unterarme.
- Manche Maschinen ermöglichen wahlweise den Neutralgriff und den Obergriff, andere nur eine Griffposition. Bei zwei verschiedenen Griffmöglichkeiten wechseln Sie am besten alle 2 bis 4 Wochen. Sollte eine der beiden Griffvarianten in den Schultergelenken unangenehm sein, lassen Sie diese einfach weg.
- Die Übung Nackendrücken ist auch mit freien Gewichten möglich. Verwenden Sie dazu eine hochgestellte Trainingsbank und entweder eine Langhantelstange oder zwei Kurzhanteln.

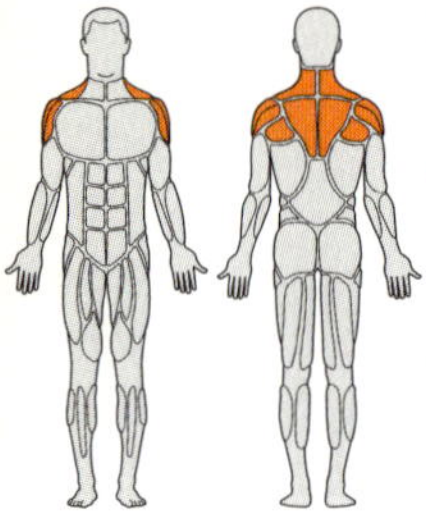

Backfly

Ausgangsposition

Sie sitzen in der Maschine und stützen Ihre Brust gegen das Polster. Fassen Sie die Griffe so, dass die Handflächen zueinander zeigen. Halten Sie die Arme parallel zum Boden und im Ellbogengelenk leicht gebeugt, der Rumpf-Oberarm-Winkel beträgt ca. 90 Grad. Der Kopf bleibt in natürlicher Verlängerung der Wirbelsäule, der Rücken ist gerade. Die Füße stehen auf der Plattform.

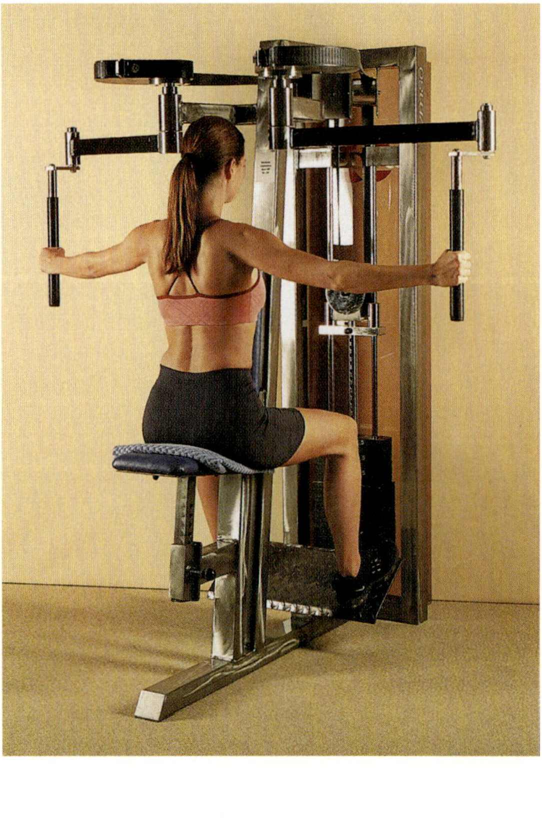

Übungsausführung

Führen Sie nun die Arme ohne Schwung gleichmäßig in einem halbkreisförmigen Bogen nach hinten, bis sich die Hände etwa in einer Linie mit dem Schultergürtel befinden. Die Handgelenke bleiben in natürlicher Verlängerung der Unterarme. Führen Sie die Arme danach langsam in die Ausgangsposition zurück.

Tipps und Hinweise

- Lassen Sie sich nicht verwirren – für dieses Gerät existieren viele unterschiedliche Namen, wie zum Beispiel Shoulder back, Butterfly reverse, oder Reverse fly.
- Halten Sie mit der Brust stets Kontakt zum Polster.
- Die Übung wird intensiver, wenn in der letzten Bewegungsphase die Schulterblätter aktiv zusammengezogen werden. Sollten hierbei oder bei dieser Übung generell Beschwerden in den Schultergelenken auftreten, führen Sie die Arme nicht so weit nach hinten.
- Alternativ kann die Übung auch bäuchlings liegend auf einer Flach- oder Schrägbank mit Kurzhanteln ausgeführt werden.

Einarmiges Rudern

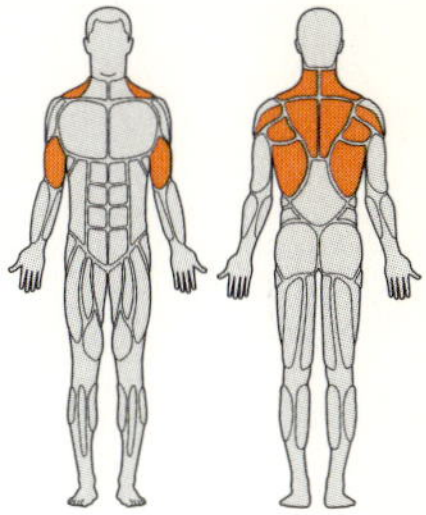

Ausgangsposition

Mit Neutralgriff halten Sie in einer Hand eine Kurzhantel und stützen sich mit der anderen Hand und dem Knie auf einer Bank ab. Der Rücken ist gerade, den Kopf halten Sie in natürlicher Verlängerung der Wirbelsäule. Das Kniegelenk des Standbeins ist nicht ganz durchgestreckt.

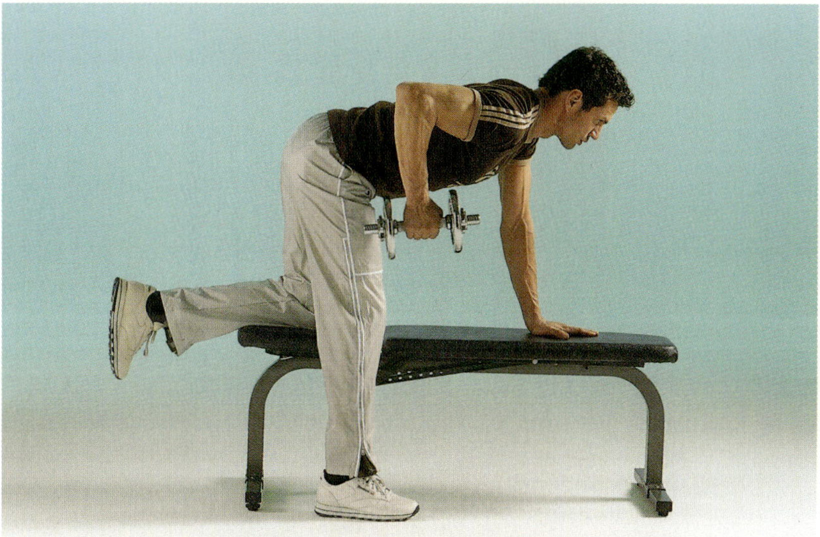

Übungsausführung

Ziehen Sie die Hantel seitlich nah am Körper nach oben. Der Ellbogen führt die Bewegung an, indem er nach hinten-oben gezogen wird, ohne dass sich der Körper dabei verdreht. Halten Sie den Unterarm während der gesamten Bewegung in senkrechter Stellung. Beim Herablassen der Hantel soll der Arm nicht ganz ausgestreckt werden, bevor Sie ihn für die nächste Wiederholung erneut nach oben ziehen.

Tipps und Hinweise

- Die gleiche Übung kann auch mit dem Untergriff durchgeführt werden. Die Bewegungsausführung ist dieselbe wie bei der zuvor beschriebenen Grundübung.
- Koordinativ anspruchsvoller wird die Übung, wenn im Obergriff begonnen und während der Zugbewegung durch gleichmäßige Drehung des Unterarms in den Neutralgriff gewechselt wird.
- Halten Sie stets Spannung in der Rumpfmuskulatur und vermeiden Sie die Bildung eines Hohlkreuzes!

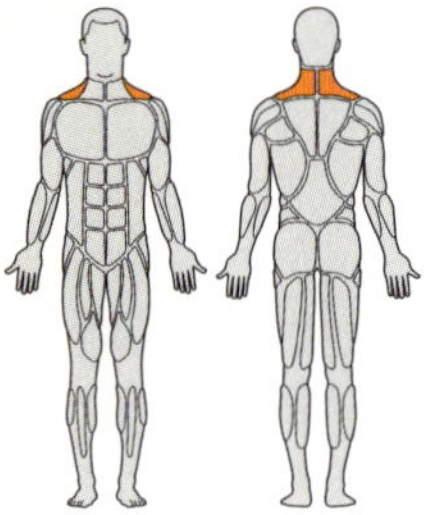

Schulterheben

Ausgangsposition

Im Stand halten Sie in jeder Hand eine Kurzhantel mit Neutralgriff. Die Schultern sind locker und lassen sich bewusst vom Gewicht der Hanteln nach unten ziehen. Der Rücken ist gerade, der Kopf in Verlängerung der Wirbelsäule.

Übungsausführung

Ziehen Sie beide Schultern gleichmäßig in einer geraden Linie nach oben, als wollten Sie sagen: »Ich weiß es nicht.« Während des Nach-oben-Ziehens der Schultern bleiben die Arme passiv und gestreckt. Danach senken Sie die Schultern in die Ausgangsposition zurück.

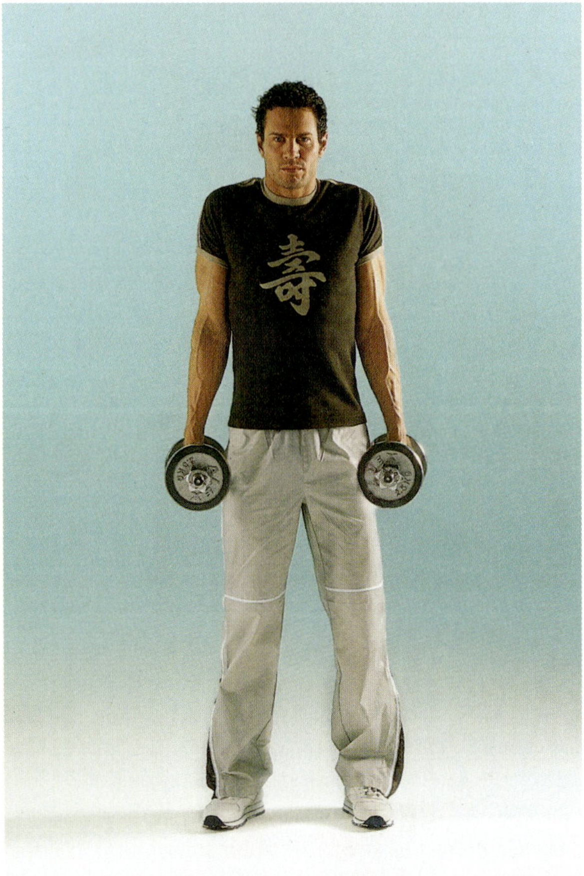

Tipps und Hinweise

- Kommen Sie bei dieser Übung nicht in Versuchung den Kopf einzuziehen, um ihn näher zu den Schultern zu bewegen. Er bleibt in natürlicher Verlängerung der Wirbelsäule.
- Statt der einfachen Schulterhebebewegung können die Schultern auch von vorn nach hinten oder von hinten nach vorn gerollt werden. Durch diese Hebe-Rollbewegung wird die Übung intensiver.
- Die gleiche Grundübung kann auch mit der Langhantel mit Obergriff oder alternativ an der Multipresse durchgeführt werden.

Rumpfheben

Ausgangsposition

Bei diesem Gerät nimmt man eine Mischhaltung zwischen Stehen und Liegen ein. Begeben Sie sich in das Gerät und stellen Sie das Beckenpolster so ein, dass Sie in den Hüftgelenken frei beweglich sind. Mit den Fußsohlen stehen Sie vollflächig auf der Plattform, die Fersen liegen an der hinteren Kante an. In der Ausgangsposition halten Sie die Oberarme verschränkt vor der Brust und senken den geraden Oberkörper nach unten ab, lassen ihn jedoch nicht ganz hängen.

Übungsausführung

Heben Sie den Oberkörper langsam und ohne Schwung so weit an, bis er mit den Beinen eine gerade Linie bildet. Senken Sie ihn anschließend in die Ausgangsposition zurück.

Tipps und Hinweise

- Die Übung wird erschwert, wenn sich die Hände im Nacken oder die Arme gestreckt in der Vorhalte befinden. Sie wird einfacher, wenn die Hände mit dem Handrücken locker auf der Lendenwirbelsäule abgelegt werden.
- Vermeiden Sie in der Hebephase die Bildung eines Hohlkreuzes! Halten Sie den Rücken stets gerade!
- Spannen Sie während der Übungsausführung die Gesäßmuskulatur an, um somit den Unterkörper zu stabilisieren und ein zusätzliches Training für den Po zu erhalten.
- Führen Sie die Übung nicht bei zu hohem oder niedrigem Blutdruck aus. Bei entstehendem Schwindelgefühl senken Sie den Oberkörper nicht so weit nach unten oder verzichten ganz auf diese Übung.
- Durch die statische Haltearbeit des Unterkörpers wird die Oberschenkelrückseite ebenfalls trainiert.

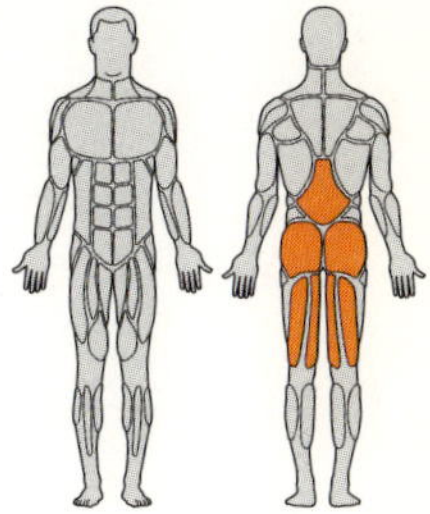

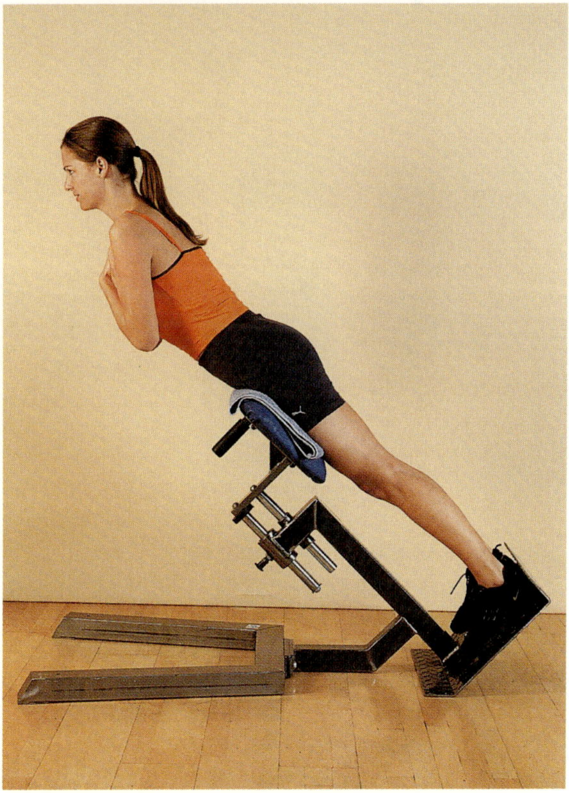

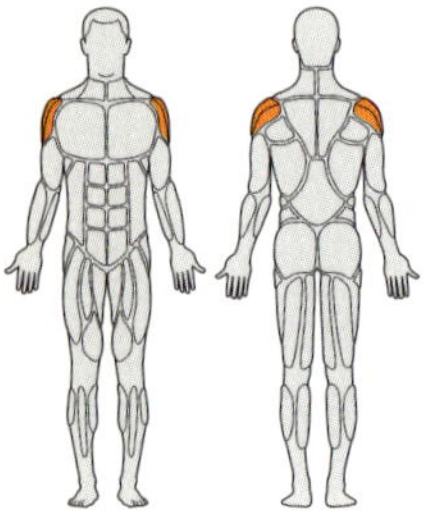

Schulter- und Armmuskulatur

Seitheben

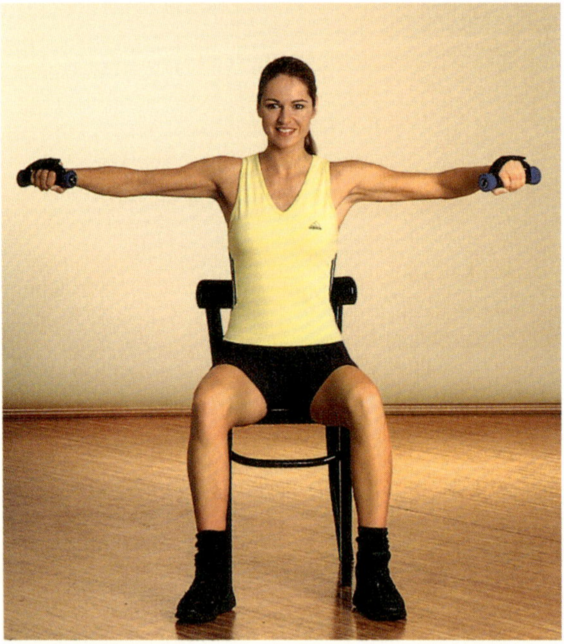

Ausgangsposition

Halten Sie mit Neutralgriff in jeder Hand eine Kurzhantel. Die Ellbogengelenke sind leicht gebeugt. In der Ausgangsposition befinden sich die Arme parallel zum Oberkörper, die Hände sind einige Zentimeter von den Oberschenkeln entfernt. Die Übung kann sitzend auf einem Stuhl oder einer Trainingsbank oder stehend in der Grund- oder Schrittstellung durchgeführt werden.

Übungsausführung

Heben Sie die Arme seitlich bis zur Waagerechten auf Schulterhöhe und senken Sie sie wieder zur Ausgangsposition, wobei die Ellbogengelenke während der gesamten Bewegung leicht gebeugt bleiben.

Tipps und Hinweise

- Halten Sie die Handgelenke in natürlicher Verlängerung der Unterarme!
- Führen Sie die Bewegung ohne Schwung aus und halten Sie den Oberkörper stabil.
- Werden die Arme höher als Schulterniveau angehoben, wird außer der Schultermuskulatur zusätzlich die Nackenmuskulatur aktiv. Entscheiden Sie selbst, wie weit Sie die Arme anheben wollen.
- Als Variation können die Arme statt zur Seite nach vorn gehoben werden. Hierbei wird verstärkt der vordere Anteil der Schultermuskulatur trainiert. Genauso möglich, in der Praxis aber weniger durchgeführt, ist das Nach-hinten-heben der Arme. Die Bewegungsweite ist jedoch durch die Bauweise des Schultergelenks eingeschränkt. Probieren Sie es einfach aus!

Armbeugen

Ausgangsposition

Setzen Sie sich aufrecht in das Gerät und stellen Sie die Sitzhöhe so ein, dass die Rückseiten der Oberarme vollflächig auf dem Polster aufliegen. Die Ellbogengelenke befinden sich genau auf Höhe der Drehachse des Hebelarmes vom Gerät. Fassen Sie mit dem Untergriff die Griffe und halten Sie in der Ausgangsposition die Arme leicht gebeugt.

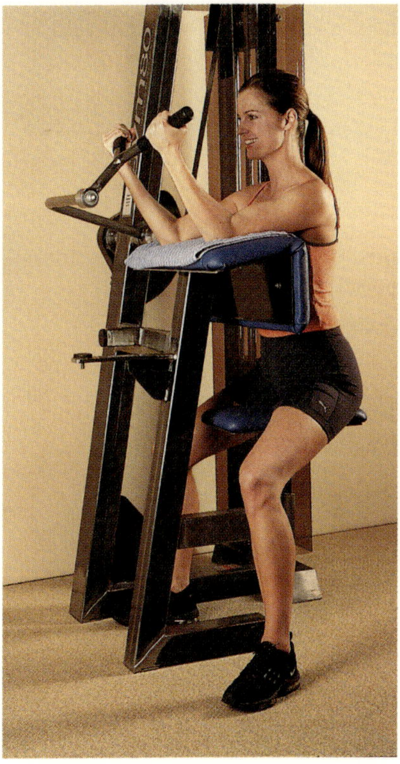

Übungsausführung

Beugen Sie die Arme bis ca. 90 Grad an und senken Sie sie anschließend in die Ausgangsposition zurück. Die Bewegung findet nur mit den Unterarmen statt.

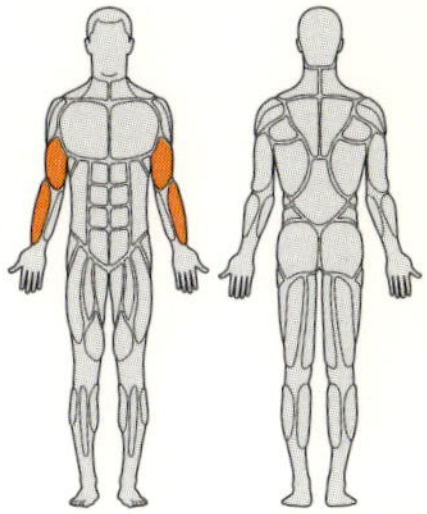

Tipps und Hinweise

- Lösen Sie in keiner Phase der Bewegung die Oberarme vom Polster!
- Durch die verschiedenen Gerätetypen entstehen unterschiedliche Hebelkräfte. Achten Sie darauf, dass die Armbeugemuskulatur stets unter Spannung steht.
- Manche Geräte ermöglichen unterschiedliche Griffweiten und neben dem Untergriff auch den Obergriff. Variieren Sie alle 2 bis 4 Wochen zwischen den zur Verfügung stehenden Möglichkeiten, um ein abwechslungsreiches Training zu erhalten.
- Die Übung Armbeugen kann auch mit der kurzen geraden Stange an der Seilzugmaschine oder mit Lang- oder Kurzhanteln im Stand oder sitzend durchgeführt werden. Der Übung an der klassischen Armbeugemaschine am ähnlichsten ist der Scott-Curl mit der geschwungenen SZ-Hantel (siehe Foto rechts).

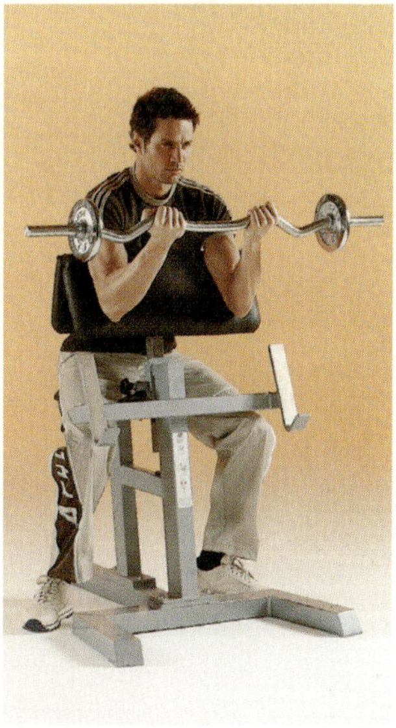

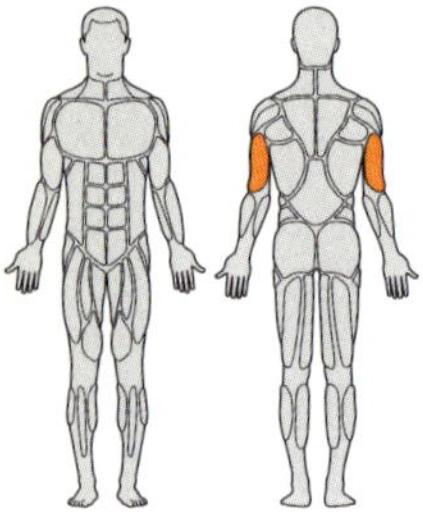

Armstrecken

Ausgangsposition

In leichter, aber stabiler Schrittstellung fassen Sie das Trizeps-Seil so, dass die Kleinfingerballen an den Knoten anliegen und halten die Oberarme seitlich nah am Körper. In der Ausgangsposition haben die Ellbogengelenke ungefähr einen 90-Grad-Winkel.

Übungsausführung

Strecken Sie die Arme gleichmäßig in einer halbkreisförmigen Bewegung nach unten, bis sie nahezu gestreckt sind. Anschließend führen Sie die Unterarme zurück in die Ausgangsposition.

Tipps und Hinweise

- Halten Sie die Oberarme stets nah am Körper!
- Halten Sie den Oberkörper aufrecht, beugen Sie ihn nicht nach vorn oder zur Seite!
- Achten Sie während der gesamten Bewegung auf möglichst gerade und gestreckte Handgelenke!
- Die Übung Armstrecken am Seilzug kann auch mit einer drehbar gelagerten gebogenen (Foto unten) oder geraden Zugstange durchgeführt werden.
- Mit der geraden Zugstange ist neben dem Obergriff auch der Untergriff möglich. Die gebogene Zugstange ermöglicht eine angenehmere Handgelenksstellung.
- Wechseln Sie regelmäßig zwischen allen Variationen mit den unterschiedlichen Griffen und Griffarten.

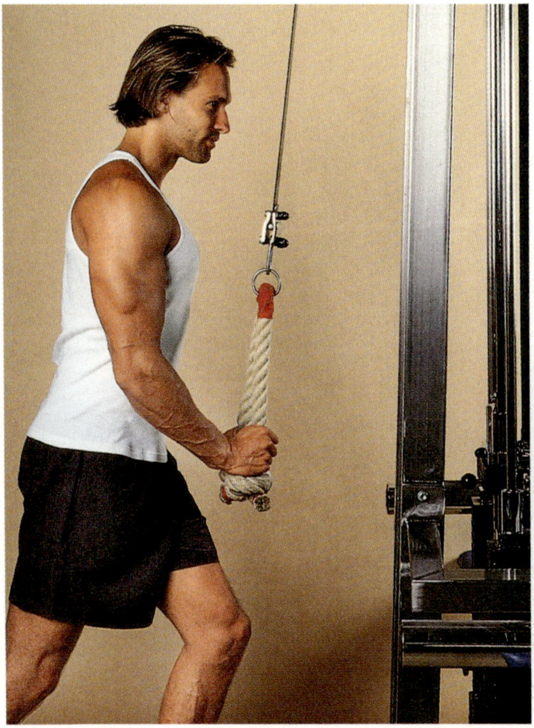

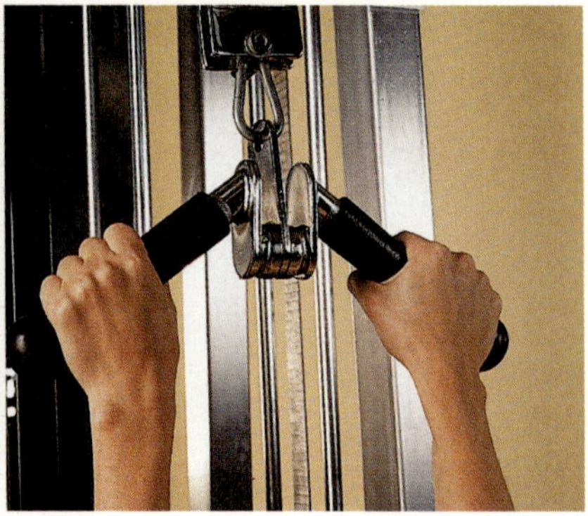

Dipmaschine

Ausgangsposition

Setzen Sie sich mit geradem Rücken in das Gerät. Fassen Sie die Griffe mit Neutralgriff und halten Sie Ihre Ellbogen nah am Körper. Dabei sind die Hände mit dem Rumpf auf einer Linie. Wenn ein Beckengurt vorhanden ist, verwenden Sie diesen.

Übungsausführung

Drücken Sie die Hebelarme gegen den Widerstand gleichmäßig nach unten, bis die Arme nahezu gestreckt sind. Anschließend beugen Sie die Arme in die Ausgangsposition zurück.

Tipps und Hinweise

- Halten Sie während der Bewegungsausführung die Ellbogen stets nahe am Körper!
- Ziehen Sie die Schultern nicht nach oben und halten Sie den Kopf in natürlicher Verlängerung der Wirbelsäule!
- Da diese Übung hauptsächlich aus einer Armstreckbewegung besteht, wird sie in die Kategorie Übungen für die Arme eingeordnet. Die Dipmaschine trainiert jedoch noch weitere Teile der Oberkörpermuskulatur. Neben den Armstreckern werden vorwiegend auch der große Brustmuskel und teilweise die Trapezmuskulatur beansprucht.
- Gut trainierte Fitness-Sportler können »Dips« auch als »freie Übung« mit dem eigenen Körpergewicht durchführen. Dazu finden Sie im Trainingsraum besondere Vorrichtungen. Fragen Sie einfach danach!

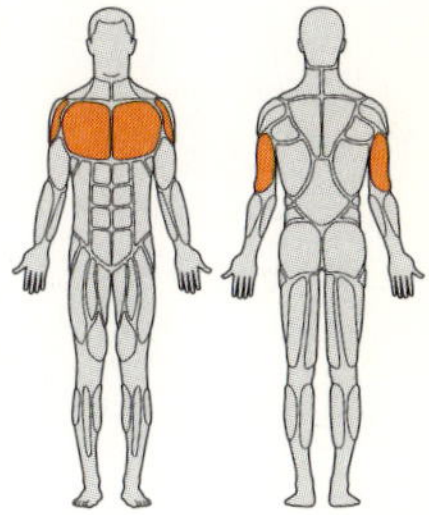

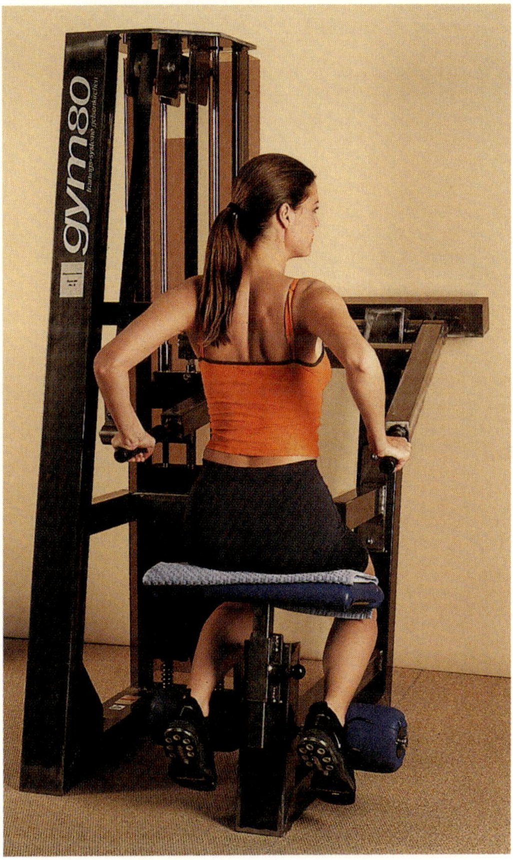

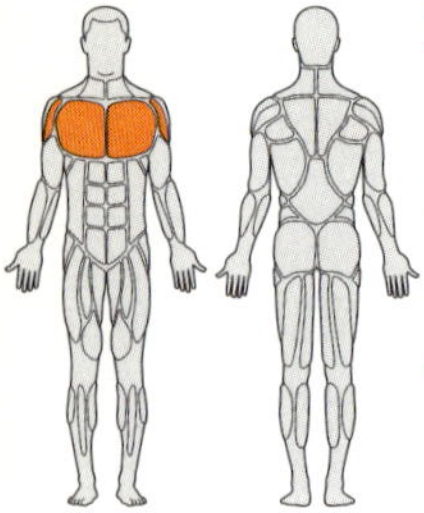

Brustmuskulatur

Butterfly

Ausgangsposition

Setzen Sie sich mit geradem Rücken in das Gerät, legen Sie die Unterarme an die entsprechenden Polster und die Hände locker an die Griffe. Stellen Sie die Sitzhöhe so ein, dass die Winkel Unterarm/Oberarm und Oberarm/Rumpf jeweils 90 Grad betragen. Wenn eine Einstiegshilfe vorhanden ist, welche die Hebelarme aus der Ruhestellung des Gerätes nach vorn bringt, verwenden Sie diese zum leichteren Positionieren der Arme.

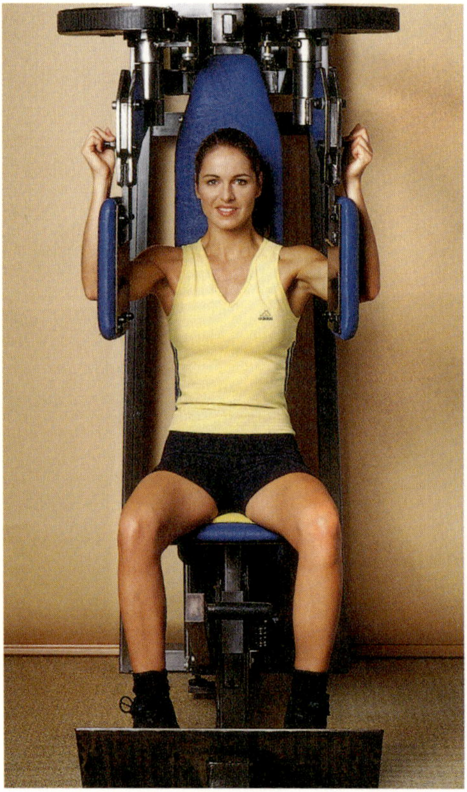

Übungsausführung

Führen Sie die Arme entsprechend der Bewegungskurve des Gerätes gleichmäßig gegen den Widerstand nach vorn, bis sich die Hebelarme berühren oder fast berühren. Drücken Sie ausschließlich mit den Armen und lassen Sie die Hände locker auf oder an den Griffen liegen.

Tipps und Hinweise

- Je nach Bauart des Gerätes kann es sein, dass die Übung auch mit fast gestreckten Armen durchgeführt werden muss. In diesem Fall gibt es keine Polster für die Unterarme, sondern man greift zwei weiter entfernt liegende Griffe mit den Händen. Der Bewegungsablauf entspricht dem Gerät mit angewinkelter Armhaltung.
- Halten Sie die Muskelspannung in maximal kontrahierter Position 1 bis 2 Sekunden, um die Trainingsintensität zu erhöhen.
- Treten Beschwerden in den Schultergelenken auf, führen Sie die Arme weniger weit nach hinten!

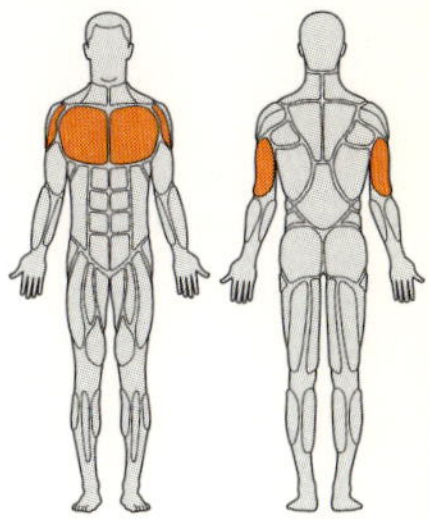

Brustpresse

Ausgangsposition

Setzen Sie sich in das Gerät und stellen Sie die Höhe des Sitzes so ein, dass die Schulterachse etwas oberhalb der Griffe liegt. Die gedachte Verbindung zwischen den beiden Griffen sollte quer über die Mitte Ihrer Brust verlaufen. Fassen Sie die Griffe, indem Sie – wenn vorhanden – die Einstiegshilfe verwenden, welche die Hebelarme des Gerätes nach vorn zieht. In der Ausgangsposition sind die Ellbogen angehoben, die Oberarme bilden eine Linie mit dem Schultergürtel.

Übungsausführung

Drücken Sie die Hebelarme gegen den Widerstand gleichmäßig so weit nach vorn, bis die Arme fast gestreckt sind. Anschließend führen Sie die Arme langsam und ruckfrei in die Ausgangsposition zurück.

Tipps und Hinweise

- Treten Beschwerden in den Schultergelenken auf, führen Sie die Ellbogen nicht bis hinter den Rumpf, sondern stoppen die Bewegung, wenn sie sich noch deutlich vor der Brust befinden!
- Die meisten Geräte verfügen über zwei unterschiedliche Griffpositionen. Zum einen ist der Neutralgriff mit senkrecht angeordneten Griffen möglich, zum anderen der Obergriff mit waagerechten Griffen. Wechseln Sie regelmäßig alle 2 bis 4 Wochen.

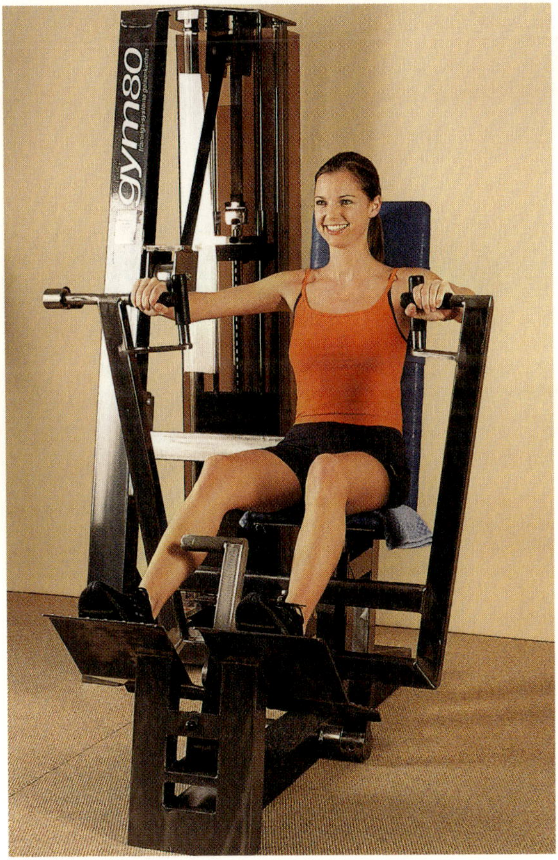

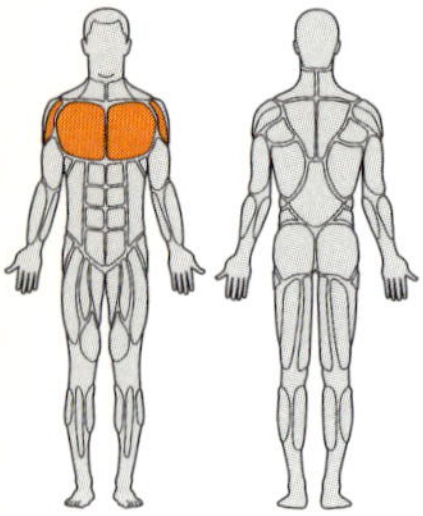

»Fliegende«

Ausgangsposition

In Rückenlage auf einer Trainingsbank halten Sie in jeder Hand eine Kurzhantel. Die Handinnenseiten sind dabei zur Decke gerichtet. Halten Sie die fast gestreckten Arme seitlich am Körper so weit geöffnet, dass sich die Ellbogengelenke etwa auf Schulterhöhe befinden.

Tipps und Hinweise

- Vermeiden Sie die Bildung eines Hohlkreuzes durch leichtes Anspannen der Bauchmuskulatur und Aufrichten des Beckens!
- Die gleiche Übung kann auch auf einer schräg gestellten Trainingsbank (Schrägbank) durchgeführt werden. Dabei verlagert sich die Hauptaktivität innerhalb des Brustmuskels etwas weiter nach oben.

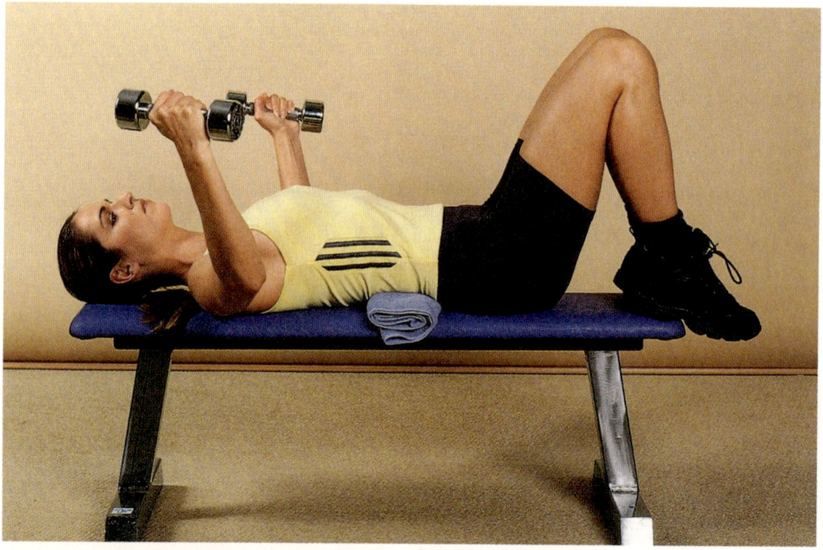

Übungsausführung

Führen Sie die Hanteln gleichmäßig und ruckfrei in einer halbkreisförmigen Bewegung über die Brust so weit nach oben, wie Sie Spannung in der Brustmuskulatur verspüren. Senken Sie die Arme anschließend in die Ausgangsposition zurück.

- Die Bewegung findet ausschließlich in den Schultergelenken statt. Halten Sie die Ellbogengelenke stabil!
- Der Bewegungsradius hat wesentlichen Einfluss auf die Verträglichkeit: Ein zu tiefes Absinken der Arme unter die Schultern kann Beschwerden in den Schultergelenken verursachen.

Bankdrücken

Ausgangsposition

Legen Sie sich rücklings so auf die Trainingsbank, dass sich die Langhantelstange unter Ihrer Stirn befindet. Stützen Sie die Lendenwirbelsäule mit einem zusammengerollten Handtuch. Stellen Sie die Füße auf der Trainingsbank ab oder überkreuzen Sie die Unterschenkel frei in der Luft. Mit deutlich mehr als schulterbreiter Griffweite fassen Sie die Stange und heben die Hantel mit Unterstützung eines Trainingspartners aus der Ablage. Für die Ausgangsposition lassen Sie die Hantel bis kurz vor den Brustkorb herab. Hierbei sollten die Unterarme senkrecht zur Decke zeigen.

Übungsausführung

Drücken Sie die Langhantel so weit nach oben, bis sich die Arme in der höchsten Position des Gewichts kurz vor der vollkommenen Streckung befinden. Danach senken Sie die Hantel in die Ausgangsposition zurück.

Tipps und Hinweise

- Einsteiger sollten zunächst nur mit der Stange ohne Gewichtsscheiben üben. Das Halten des Gleichgewichts auf der relativ schmalen Trainingsbank erfordert viel Feingefühl und eine erhöhte Koordination der gesamten Körpermuskulatur. Das Training mit hohen Gewichten sollte ausschließlich sehr gut trainierten Fitness-Sportlern vorbehalten sein!
- Bankdrücken mit der Langhantel kann auch auf einer schräg gestellten Trainingsbank durchgeführt werden. Alternativ bieten viele Studios entsprechende Maschinen mit identischem Bewegungsablauf. Oft werden zwei verschiedene Geräte angeboten, eines mit flacher und eines mit schräger Liegefläche. Wechseln Sie regelmäßig, um die Brustmuskulatur aus verschiedenen Winkeln heraus zu beanspruchen.
- Als Variation bietet sich die Übung »Kurzhanteldrücken« an, welche mit zwei gleich schweren Kurzhanteln durchgeführt wird. Diese ist ebenfalls auf der Flach- und Schrägbank möglich. Der Bewegungsablauf ändert sich geringfügig dahingehend, dass die Kurzhanteln zwar ebenfalls aus der Tiefhalte nach oben gedrückt werden, dies erfolgt jedoch in einer halbkreisförmigen Bewegung. In der obersten Position dürfen sich die Hanteln leicht berühren.

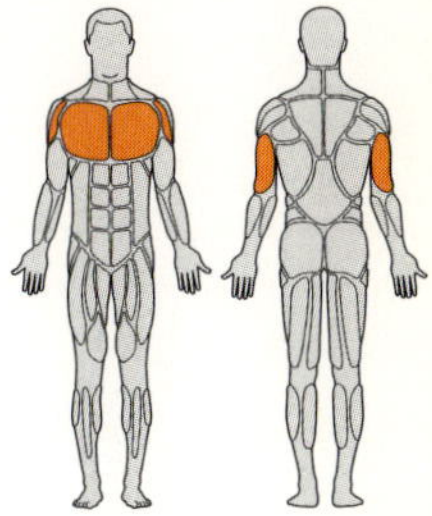

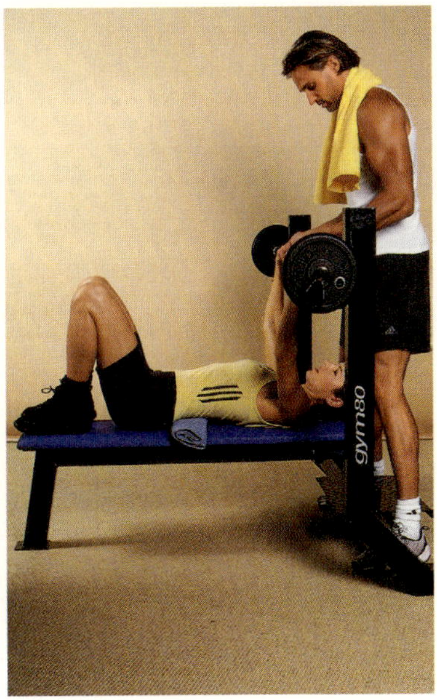

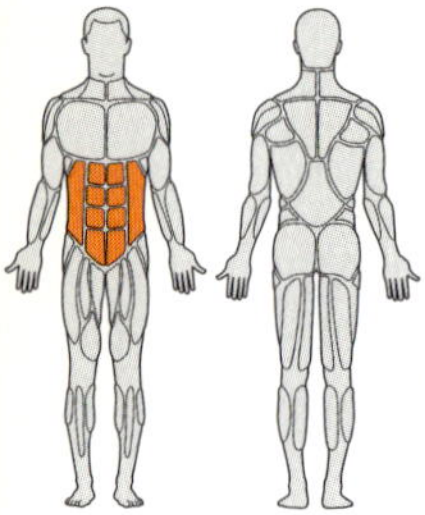

Bauchmuskulatur

Crunch mit Abrollhilfe

Ausgangsposition
Legen Sie sich rücklings auf eine Matte und stellen Sie die Beine angewinkelt auf. Der Kopf liegt so auf dem Polster des Gerätes, dass die Nackenmuskulatur beim Training entspannt ist. Die Arme werden entweder wie in der Abbildung positioniert oder locker gestreckt über den vorderen Rundbügel gelegt, sofern dieser bei Ihrem Gerät vorhanden ist. Schon in der Ausgangsposition halten Sie Grundspannung in der Bauchmuskulatur.

Übungsausführung
Heben Sie Kopf, Nacken und Schultern vom Boden ab, indem Sie der Bewegungskurve des Gerätes folgen. In der höchsten Position haben die Schulterblattspitzen noch Kontakt zur Matte. Die Hebephase darf durch sanften Druck auf den Frontbügel geringfügig unterstützt werden. Danach senken Sie Ihren Kopf in die Ausgangsposition zurück, jedoch ohne ihn vollständig abzulegen.

Tipps und Hinweise
- Jeder Hersteller gibt seinem Gerät eine andere Bezeichnung. Lassen Sie sich davon nicht verwirren. Es existieren Namen wie Power-Roller, Abdominal-Trainer oder schlicht Bauchtrainer. Alle Geräte gleichen sich bezüglich der Übungsausführung.
- Durch das Ablegen des Kopfes auf dem Polster wird die Halswirbelsäule und Nackenmuskulatur entlastet. Deshalb eignet sich diese Übung gut für Einsteiger oder Personen mit entsprechenden Beschwerden. Finden Sie durch kleine Veränderungen Ihrer Liegeposition die für Sie angenehmste Stellung.
- Unterstützen Sie die Lendenwirbelsäule mit einem zusammengerollten Handtuch.
- Drücken Sie nicht zu fest auf den vorderen Bügel des Gerätes, die Hauptarbeit der Bewegung muss die Bauchmuskulatur übernehmen! Diese soll während der Übung stets unter Spannung gehalten werden.
- Probieren Sie diese Übung auch mit angehobenen und überkreuzten Beinen.

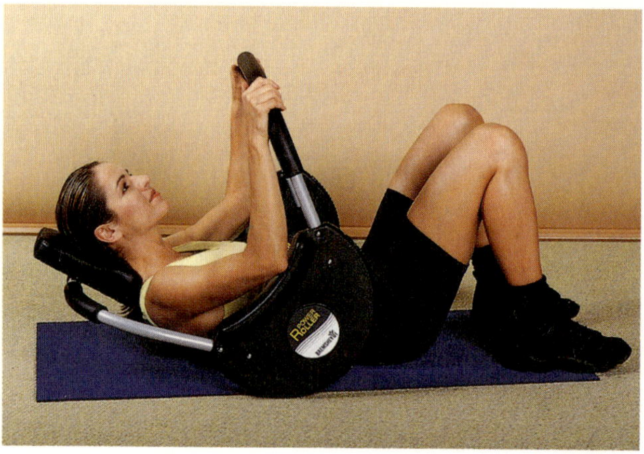

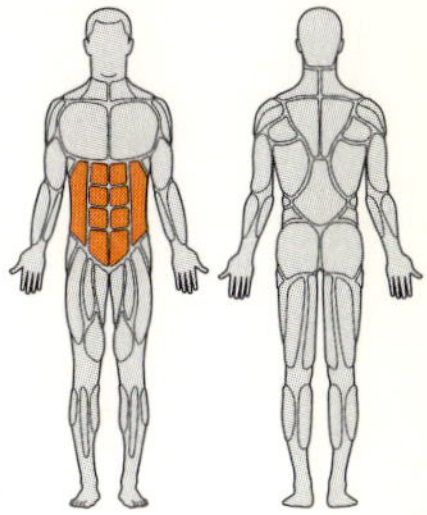

Crunch mit Trainingsbank

Ausgangsposition

Legen Sie sich auf die Trainingsbank, die Beine befinden sich mit den Kniegelenken über dem Kniekehlenpolster. Stellen Sie die Höhe des Kniepolsters so ein, dass das Steißbein die Liegefläche berührt und eine angenehme und stabile Haltung garantiert ist. Legen Sie die Arme überkreuzt auf der Brust ab oder nehmen Sie die Hände in den Nacken. Heben Sie Kopf, Schultern und Nacken einige Zentimeter und halten Sie Grundspannung in der Bauchmuskulatur.

Übungsausführung

Heben Sie den Oberkörper weiter nach oben. Stellen Sie sich vor, es würde Sie jemand mit Ihrem Brustbein in Richtung Decke ziehen. Rollen Sie den Oberkörper nicht nach vorn ein. Anschließend begeben Sie sich zurück in die Ausgangsposition, jedoch ohne sich ganz auf die Liegefläche abzulegen.

Tipps und Hinweise

- Halten Sie den Kopf in natürlicher Verlängerung der Wirbelsäule.
- Heben Sie den Oberkörper nur so weit an, wie dies ausschließlich mit der Bauchmuskulatur möglich ist. Verzichten Sie auf die altmodische »Sit-up«-Bewegung, bei der der Rumpf so weit wie möglich bis zu den Beinen geführt wird.
- Halten Sie während der Übungsausführung stets Spannung in der Bauchmuskulatur und atmen Sie gleichmäßig!
- Trainieren Sie ohne Schwung!

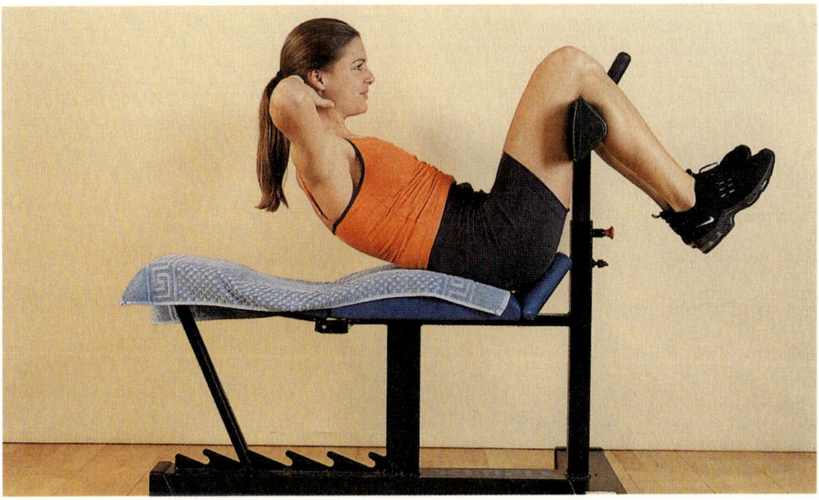

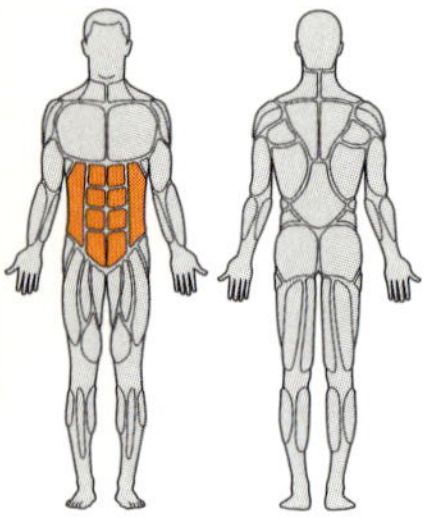

Bauchpresse

Ausgangsposition

Setzen Sie sich in das Gerät und stellen Sie alle Polster und Hebelarme auf Ihre Körpergröße ein. Fassen Sie vorhandene Handgriffe entsprechend ihrer Funktion. Schon in der Ausgangsposition sollte die Bauchmuskulatur eine gewisse Grundspannung aufweisen. Dies wird gewöhnlich dadurch erreicht, dass die Gewichtsscheiben des Gerätes leicht angehoben sind, was durch eine kleine Anfangsbewegung in Richtung Bewegungskurve geschieht.

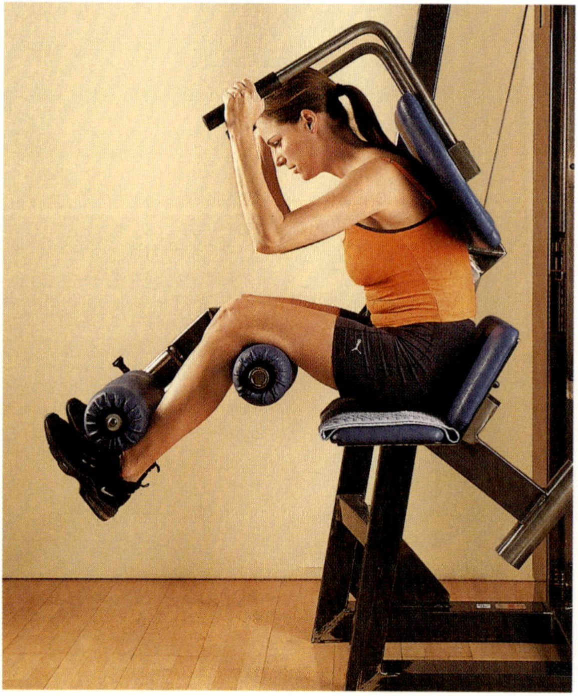

Übungsausführung

Je nach Gerätetyp halten Sie stets Kontakt zum Rücken- oder Brustpolster oder zu den entsprechenden Schulterbügeln. Durch die dynamische Kontraktion der Bauchmuskulatur wird nun eine gewisse Einrollbewegung des Rumpfes vollzogen, die jedoch nicht vorrangig durch den Zug der Arme an vorhandenen Griffen durchgeführt werden soll. Konstruktionsbedingt kann es auch vorkommen, dass die Beine in die Bewegung mit einbezogen werden. Auf welchen Maschinentyp Sie auch treffen werden, konzentrieren Sie sich stets auf die Bauchmuskulatur. Sie ist der Hauptakteur bei allen Bauchpressmaschinen.

Tipps und Hinweise

- Obwohl das Prinzip der Grundbewegung fast immer das gleiche ist, unterscheiden sich die Maschinen der verschiedenen Gerätehersteller für diese Übung teilweise enorm. Lassen Sie sich deshalb am besten von einem Trainer einweisen.
- Halten Sie während der gesamten Übung Spannung in der Bauchmuskulatur!
- Vermeiden Sie unbedingt Pressatmung, atmen Sie regelmäßig!
- Sollten Sie diesen Gerätetyp als unangenehm empfinden, ist es ohne weiteres möglich, eine Ersatzübung ohne Gerät für die Bauchmuskulatur zu wählen.

Gesäß- und Beinmuskulatur

Glutaeusmaschine

Ausgangsposition

Bei diesem Gerätetyp trainiert man seine Gesäßmuskulatur in der stehenden Position. Stellen Sie das Bauchpolster so ein, dass es mit seinem oberen Viertel noch auf dem Brustkorb aufliegt, der Rest des Polsters liegt auf der angespannten Bauchmuskulatur. Beugen Sie das Standbein und umfassen Sie die vorgesehenen Griffe fest mit den Händen. Halten Sie den Rücken gerade und den Kopf in natürlicher Verlängerung der Wirbelsäule. Den Fuß des Trainingsbeins legen Sie auf die rückwärtige Plattform des Gerätes.

Übungsausführung

Schieben Sie die Plattform gegen den Widerstand so weit nach hinten weg, bis sich der Oberschenkel des Trainingsbeins etwa in einer Linie mit Ihrem Rumpf befindet. Vermeiden Sie ein zu weites Durchdrücken und die Bildung eines Hohlkreuzes! Anschließend führen Sie das Bein in die Ausgangsposition zurück.

Tipps und Hinweise

- Glutaeusmaschinen gibt es zur bäuch- oder rücklings liegenden und stehenden Übungsausführung. Unter diesen Geräten existieren wiederum welche, bei denen Polsterrollen an die Rückseite der Oberschenkel angelegt werden müssen oder Plattformen auf denen ein Fuß abgestellt werden muss. Aufgrund der vielfältigen Gerätetypen ist es ratsam sich spezifisch von einem Trainer einweisen zu lassen.
- Halten Sie stets Spannung in der Rumpfmuskulatur, um die Wirbelsäule zu entlasten!
- Alternativ können auch viele Übungen ohne Gerät oder das Gerät »Hüftpendel« verwendet werden. Auch die Beinpresse auf Seite 49 eignet sich hervorragend zur Kräftigung der Gesäßmuskulatur.

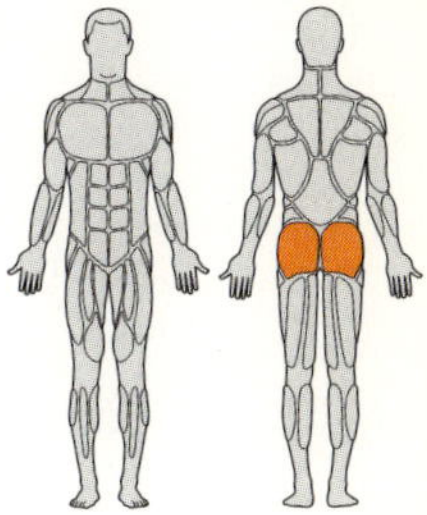

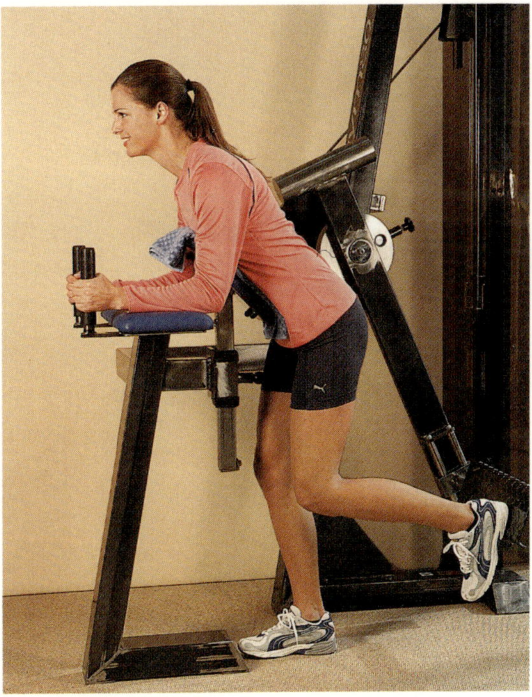

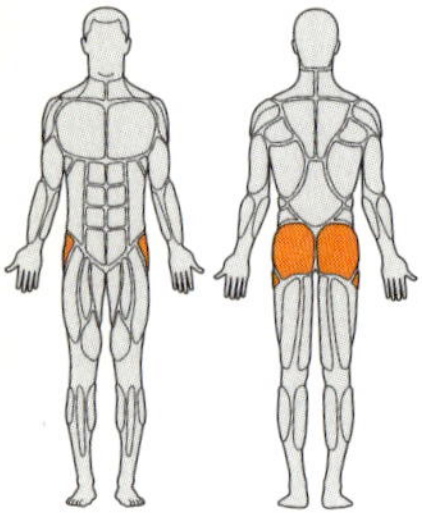

Hüftpendel

Ausgangsposition

Stellen Sie sich aufrecht auf die Plattform des Gerätes. Die Polsterrolle sollte so eingestellt sein, dass sie mittig am Unterschenkel anliegt. Halten Sie sich am Griffbügel fest.

Übungsausführung

Heben Sie das Trainingsbein ca. 45 Grad zur Seite an, maximal jedoch nur so weit, wie es Ihre Beweglichkeit zulässt und Sie Ihr Becken und Ihre Wirbelsäule gerade halten können. Senken Sie das Bein anschließend in die Ausgangsposition zurück.

Tipps und Hinweise

- Üben Sie nacheinander mit beiden Beinen.
- Das Gerät Hüftpendel ist eines von wenigen, mit dem mehrere verschiedene Übungen ausgeführt werden können. Dreht man sich zum Beispiel um ein Viertel nach links, stellt das Polster in Höhe der Kniekehle und streckt das Bein nach hinten durch, gleicht es der Glutaeusmaschine mit stehender Ausführung. Lassen Sie sich die Funktion zur Verstellung des Pendelarmes und des Polsters von einem Trainer oder einem erfahrenen Mitglied erklären, es ist einfacher, als Sie denken!
- Da bei allen Übungen am Hüftpendel der Rumpf durch die eigene Muskelkraft stabil gehalten werden muss, sollten Sie im Oberkörper genügend Kraft haben um die Stabilität zu gewährleisten.
- Vollziehen Sie sämtliche Beinbewegungen am Pendel ohne Schwung, konzentrieren Sie sich auf eine »führende« Bewegung, die nur durch die Muskelkraft entsteht!

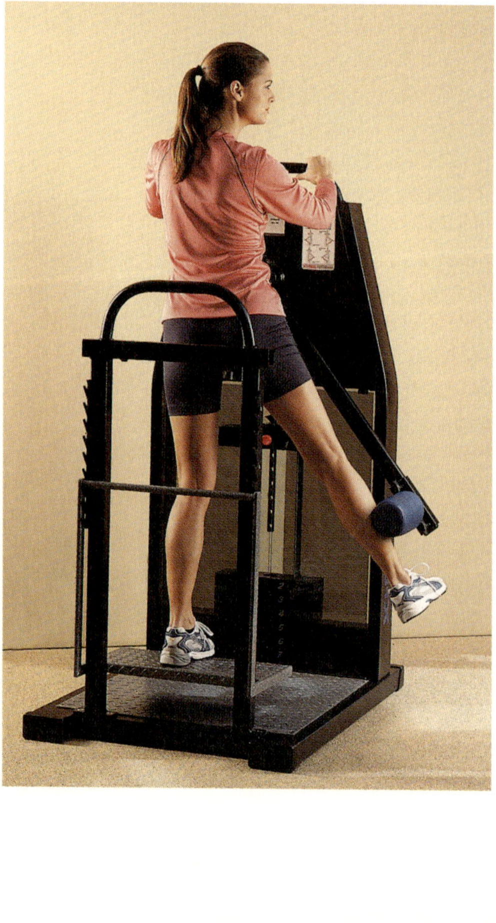

Beinpresse

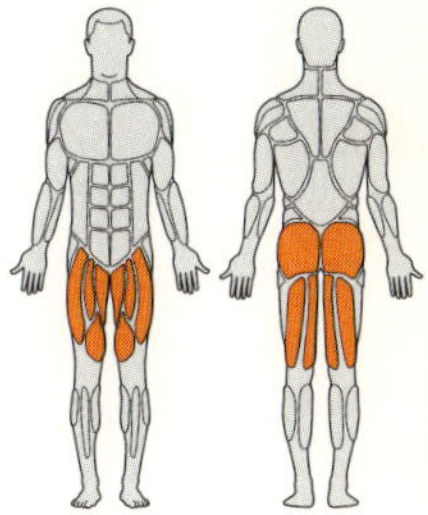

Ausgangsposition

Legen Sie sich mit dem Rücken auf den beweglichen Maschinenschlitten. Positionieren Sie sich so, dass die Schultern an den Polstern anliegen. Die Beine sind an der Plattform aufgestellt, die Winkel in den Knie- und Hüftgelenken betragen jeweils ca. 90 Grad. Die Füße sind etwa hüftbreit auseinander, die Fußsohlen liegen vollflächig auf.

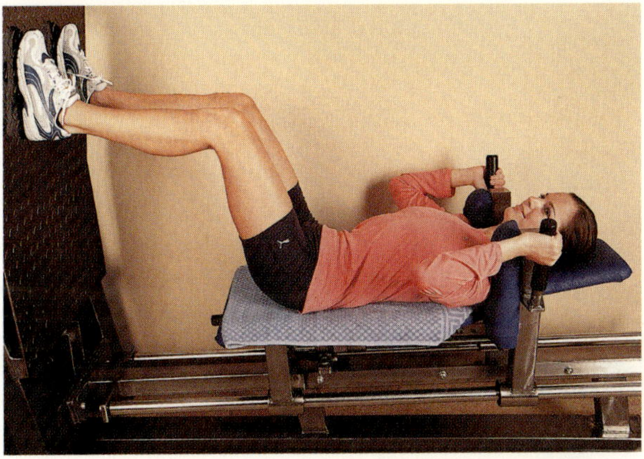

Übungsausführung

Drücken Sie den Schlitten mit den Beinen gleichmäßig gegen den Widerstand nach hinten weg. In der Endposition bleiben die Kniegelenke leicht gebeugt. Diese leichte Beugung schont die Kniegelenke und erhält die Spannung in der Muskulatur. Anschließend beugen Sie langsam die Beine, bis Sie sich wieder in der Ausgangsposition befinden.

Tipps und Hinweise

- Beinpressmaschinen gibt es in liegender, sitzender und stehender Ausführung. Entweder ist der Schlitten, auf dem man liegt, beweglich oder man drückt bei fest stehendem Schlitten mit den Beinen eine Plattform von sich weg. Da sich aufgrund der unterschiedlichen Bauweisen die Hebelverhältnisse und infolgedessen die Hauptmuskelaktivitäten unterscheiden, wählen Sie diejenige, welche Ihnen am angenehmsten ist und Ihren Trainingszielen entspricht.
- Achten Sie stets auf eine gerade Beinachse! Lassen Sie die Knie nicht nach innen oder außen fallen. Drücken Sie immer mit gleichmäßigem Krafteinsatz beider Beine!
- Verändern Sie von Training zu Training behutsam die Fußpositionen auf der Plattform und beobachten Sie dann die Veränderungen der muskulären Beanspruchung.

Verschiedene Fußpositionen verändern die muskuläre Belastung.

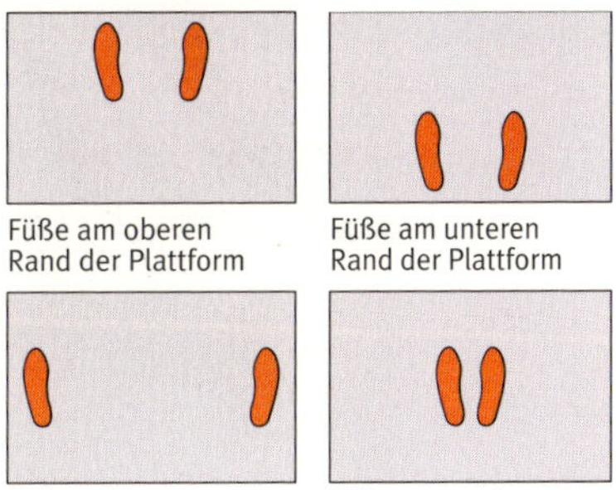

Füße am oberen Rand der Plattform

Füße am unteren Rand der Plattform

Füße weiter voneinander entfernt

Füße eng aneinander gestellt

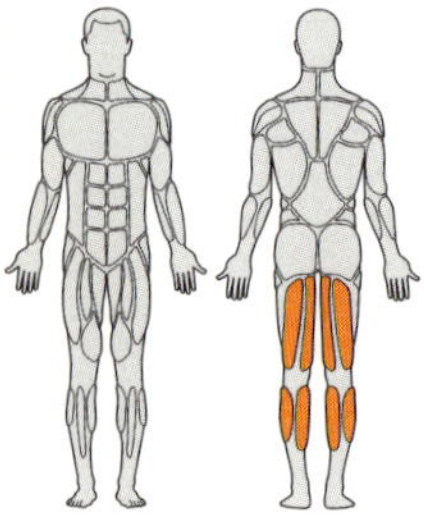

Beinbeugen

Ausgangsposition

Setzen Sie sich in das Gerät und stellen Sie den Sitz so ein, dass sich die Kniegelenke in einer Ebene mit der Drehachse des Hebelarmes befinden. Das Oberschenkelpolster liegt auf den Beinen und verhindert ein Anheben der Kniegelenke. Die Fußrolle wird so eingestellt, dass sie oberhalb der Fersen an den Achillessehnen anliegt. In der Ausgangsposition sind die Kniegelenke etwas gebeugt, die Fußspitzen zum Schienbein hin angezogen.

Übungsausführung

Beugen Sie beide Beine gleichmäßig so weit wie möglich nach unten. Hierbei bewegen sich nur die Unterschenkel. Aus der maximal angewinkelten Endposition strecken Sie die Beine langsam ruckfrei in die Ausgangsposition zurück.

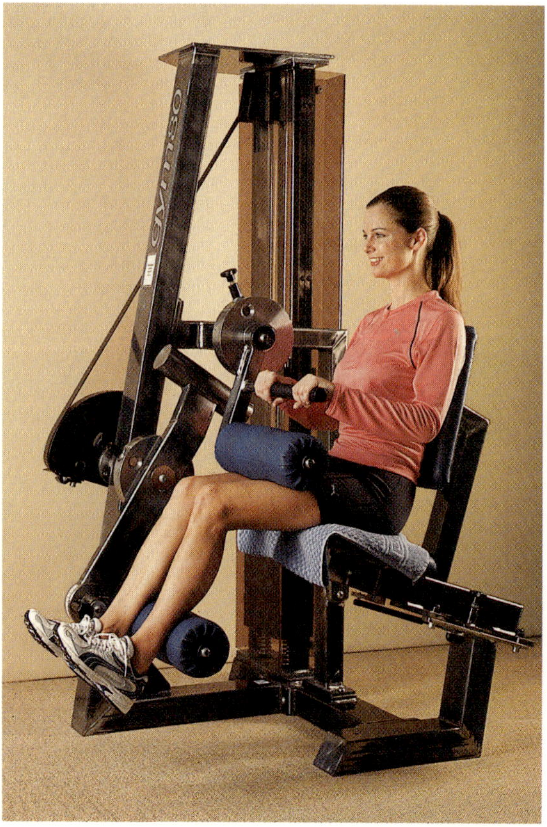

Tipps und Hinweise

- Halten Sie Ihren Rücken gerade und vermeiden Sie die Bildung eines Hohlkreuzes vor allem beim Beugen der Beine.
- Wenn die Fußspitzen während der Übung statt angezogen gestreckt werden, wird die beinbeugende Muskulatur des Oberschenkels noch besser isoliert trainiert. Probieren Sie beide Variationen und entscheiden Sie selbst, welche für Sie geeignet ist.
- Sehr oft sind auch Geräte anzutreffen, bei denen die Beinbeuger in bäuchlings liegender Position trainiert werden.

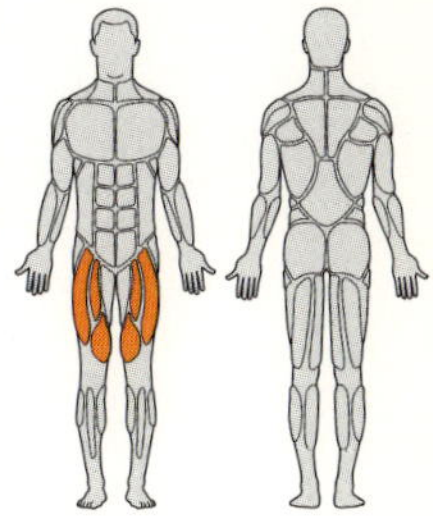

Beinstrecken

Ausgangsposition

Setzen Sie sich auf die Sitzfläche des Gerätes. Stellen Sie den Sitz so ein, dass sich die Kniegelenke in gleicher Höhe mit der Drehachse des Hebelarmes befinden. Die Fußrolle liegt in der Beuge zwischen Fuß und Unterschenkel, die Fußspitzen sind zu den Schienbeinen hin angezogen. Mit den Händen stützen Sie sich an den dafür vorgesehenen Griffen ab.

Übungsausführung

Strecken Sie die Beine ruckfrei und gleichmäßig in eine fast gestreckte Position. Senken Sie sie danach zurück in die Ausgangsposition, jedoch nur so weit, wie Sie Muskelspannung im vorderen Oberschenkel verspüren.

Tipps und Hinweise

- Dies ist die beste Übung, um den vierköpfigen Schenkelmuskel isoliert zu trainieren.
- Treten bei oder nach der Übung Beschwerden in den Kniegelenken auf verwenden Sie weniger Gewicht oder führen Sie die Bewegung mit geringerer Bewegungsweite aus, beugen Sie die Beine also nicht so weit nach unten!
- Manche Gerätehersteller bauen so genannte Bewegungsbegrenzer in ihre Maschinen, mit denen die Ausgangs- und Endposition eingestellt werden kann. Diese sind oft sehr hilfreich, vor allem dann, wenn aus medizinischer Sicht nur ein begrenzter Bewegungsradius vollzogen werden soll.
- Wenn Ihr Gerät über einen Beckengurt verfügt, benutzen Sie diesen.

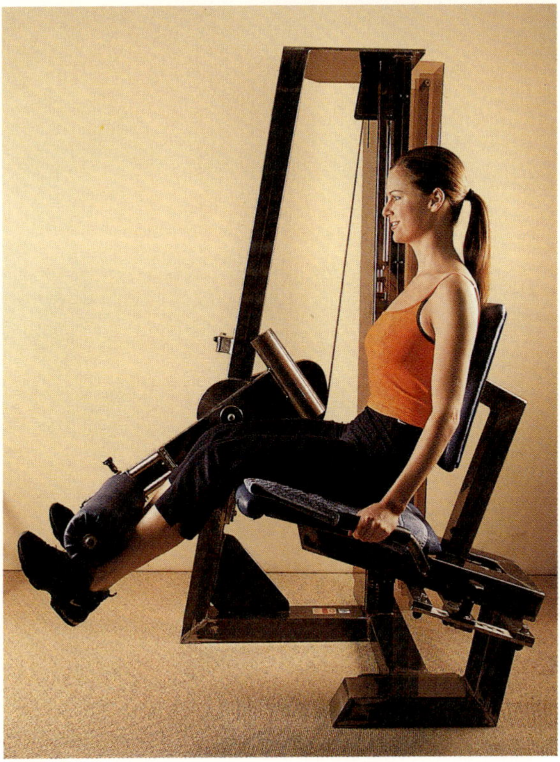

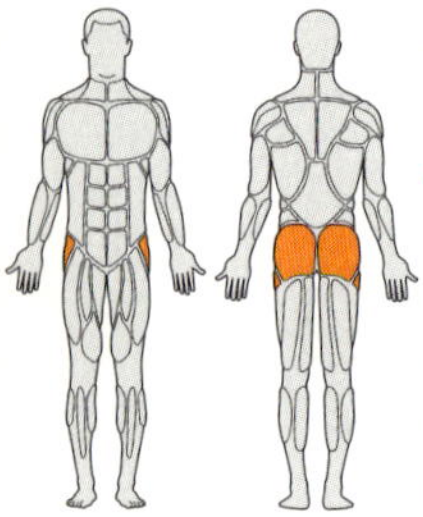

Abduktion

Ausgangsposition

Setzen Sie sich mit geradem Rücken in das Gerät und legen Sie die Beine auf die dafür vorgesehenen Polster. Je nach Gerätetyp sind die Kniegelenke hierbei mehr oder weniger stark gebeugt. Die Hände fixieren den Rumpf an den entsprechenden Griffen. In der Ausgangsposition sind die Beine einige Zentimeter gespreizt.

Übungsausführung

Führen Sie die Beine gleichmäßig und ohne Schwung so weit wie möglich nach außen und danach in die Ausgangsposition zurück, ohne dass die Gewichtsscheiben aufliegen.

Tipps und Hinweise

- Bei den ersten Trainingseinheiten kann es passieren, dass die Muskeln etwas zittern oder leicht verkrampfen, da diese Bewegung im Alltag eher selten vorkommt und die Muskulatur sich daran erst gewöhnen muss. Das Zittern ist nicht weiter schlimm, bei Krämpfen brechen Sie die Übung ab und dehnen die entsprechende Muskulatur mit der Übung auf Seite 103 oben.
- Trainieren Sie stets ohne Schwung!
- Wenn Ihr Gerät über einen Beckengurt verfügt, verwenden Sie diesen.

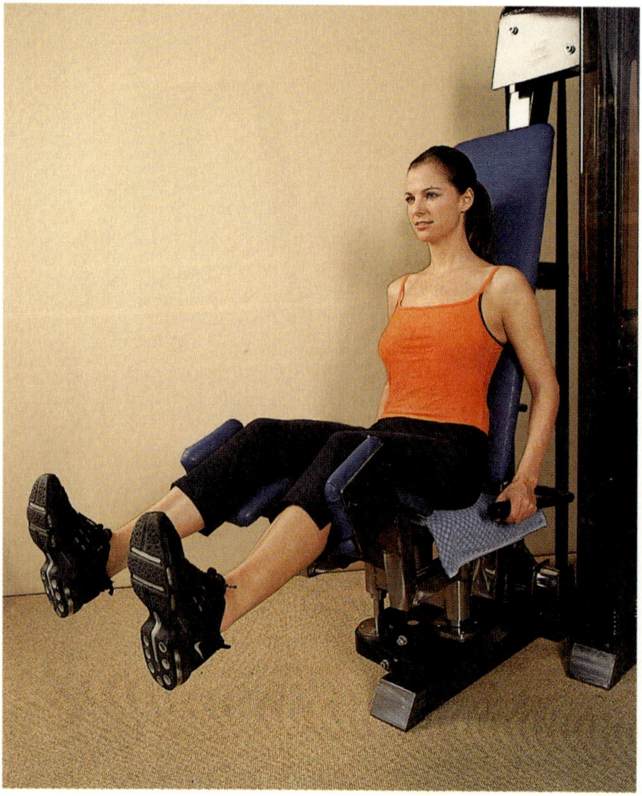

Adduktion

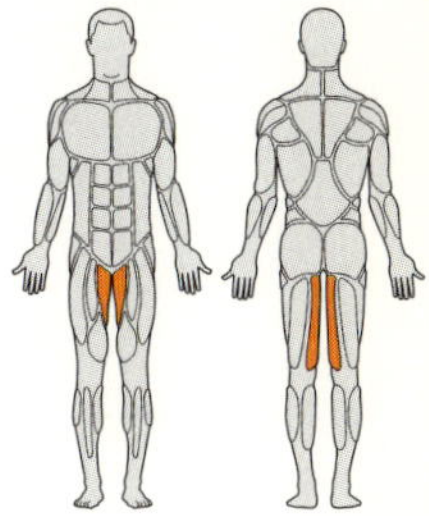

Ausgangsposition

Setzen Sie sich mit geradem Rücken in die Maschine und legen Sie die Beine auf die dafür vorgesehenen Polster. Die meisten Geräte sind mit einer Einstiegshilfe ausgestattet, welche einen leichteren Einstieg mit weniger weit gespreizten Beinen ermöglicht. Stabilisieren Sie den Rumpf, indem Sie die entsprechenden Griffe fest umklammern.

Übungsausführung

Führen Sie beide Beine gleichmäßig und parallel zur Mitte, bis sich die Polster berühren, und anschließend wieder zurück in die Ausgangsposition.

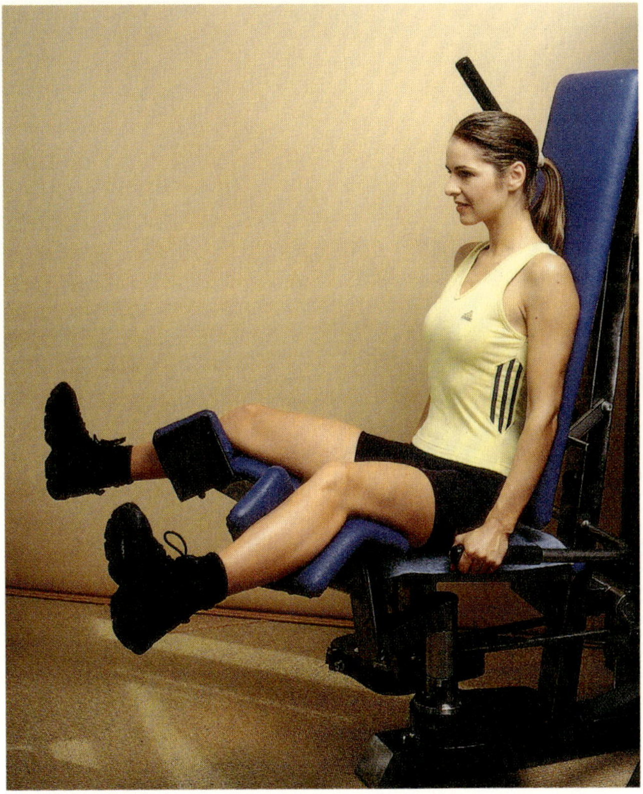

Tipps und Hinweise

- Trainieren Sie ohne Schwung!
- Öffnen Sie die Beine langsam und ruckfrei so weit, bis Sie ein leichtes Ziehen in der inneren Oberschenkelmuskulatur verspüren. Ständige Behutsamkeit verhindert Muskelverletzungen!
- Vermeiden Sie die Bildung eines Hohlkreuzes!

Diese und die vorangegangene Übung »Abduktion sitzend« zählen unberechtigterweise zu den ausschließlichen »Frauenübungen«! Auch Männer haben eine äußere und innere Oberschenkelmuskulatur, welche trainiert werden will und muss!

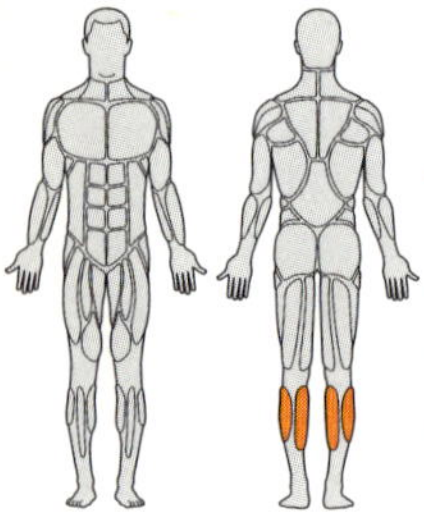

Wadenheben

Ausgangsposition

Steigen Sie in das Gerät und lehnen Sie sich mit Gesäß und Becken an die dafür vorgesehenen Polster. Umfassen Sie die entsprechenden Handgriffe. Stellen Sie die Fußballen so auf die Plattform, dass die Ferse nach oben und unten frei beweglich ist. Bei dieser Übung sind die Kniegelenke ausnahmsweise ganz durchgestreckt.

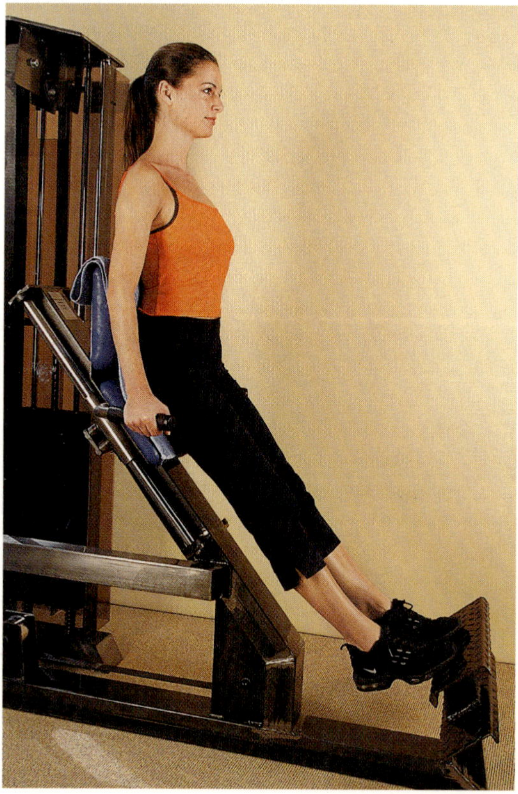

Übungsausführung

Strecken Sie die Füße so, als wollten Sie den Zehenstand einnehmen. Führen Sie diese Bewegung beidseitig mit gleichmäßigem Krafteinsatz durch. Senken Sie die Fersen danach ruckfrei in die Ausgangsposition zurück.

Tipps und Hinweise

- Wadenhebemaschinen gibt es auch für die gerade stehende und sitzende Ausführung. Wählen Sie das Gerät, welches vor Ort ist oder wechseln Sie regelmäßig zwischen den verschiedenen Konstruktionstypen.
- Bei Personen, die mit dem Wadentraining beginnen, kann es zu Wadenkrämpfen kommen. Versuchen Sie dies durch niedrigeres Gewicht und weniger Wiederholungen zu vermeiden. Dehnen Sie die Wadenmuskulatur in den Satzpausen.
- Vernachlässigen oder unterschätzen Sie das Training der Wadenmuskeln nicht. Eine gut funktionierende Wadenmuskulatur wird auch als »zweites Herz« bezeichnet, da sie den venösen Rückfluss des Blutes aus den Beinen unterstützt. Entsprechende Übungen sollten in keinem Trainingsprogramm fehlen!

Kniebeugen

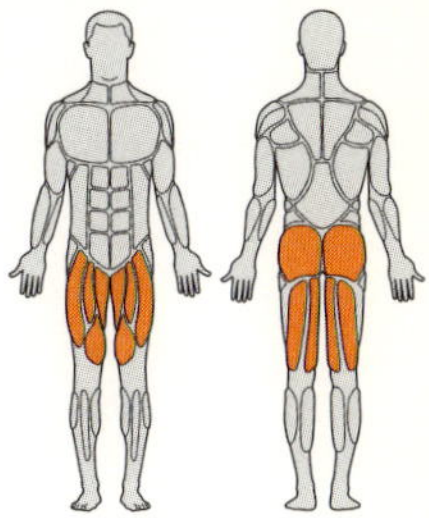

Ausgangsposition

Stehen Sie mit hüft- bis schulterbreit geöffneten Füßen in der Grundstellung und halten Sie im Obergriff eine Langhantel hinter dem Kopf auf den Schultern. Der Blick ist geradeaus gerichtet und der Kopf bildet die natürliche Verlängerung der Wirbelsäule.

Übungsausführung

Beugen Sie langsam die Beine im Kniegelenk bis maximal 90 Grad, schieben Sie gleichzeitig das Gesäß nach hinten und neigen Sie den Oberkörper mit geradem Rücken etwas nach vorn. Anschließend begeben Sie sich zurück in die Ausgangsposition.

Tipps und Hinweise

- Halten Sie den Rücken in jeder Phase der Bewegung gerade!
- Halten Sie die Beinachsen bei dieser Übung in einer geraden Linie, das heißt, vermeiden Sie ein Nach-innen- oder Nach-außen-Fallen der Kniegelenke (X-Beine, O-Beine).
- Achten Sie darauf, dass bei der Abwärtsbewegung die Kniegelenke nicht über die Zehenspitzen ragen. Zur besseren Kontrolle stellen Sie sich am besten seitlich vor einen Spiegel.

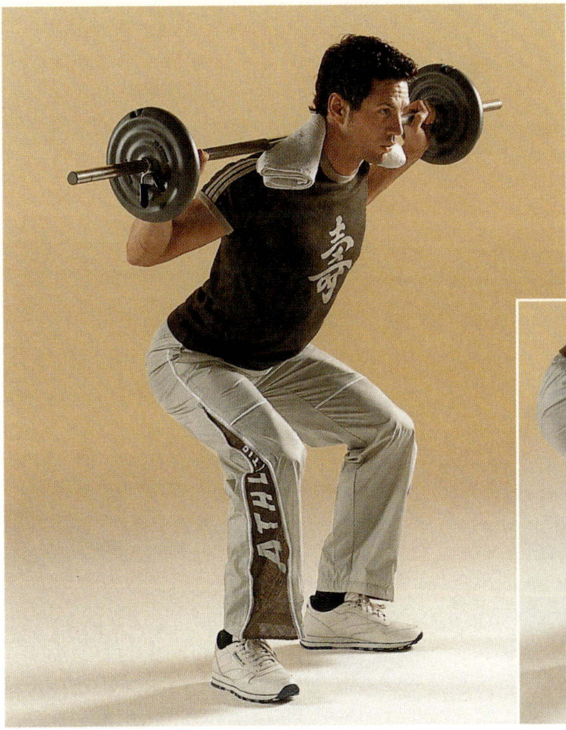

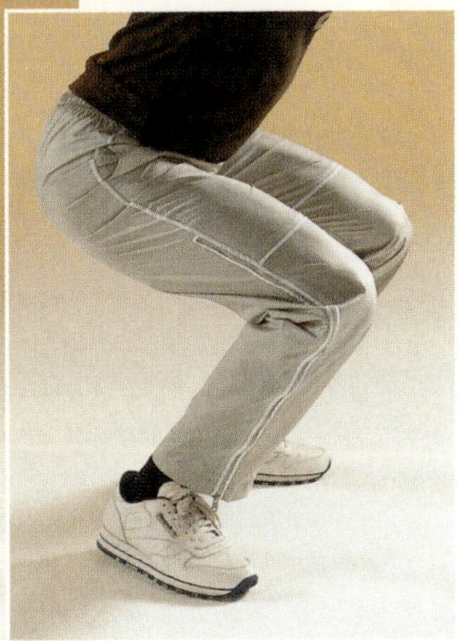

Kleines Bild: Falsche Kniehaltung – die Knie befinden sich vor den Zehenspitzen

Krafttraining im Studio – so funktioniert's!

Für das erfolgreiche Krafttraining im Fitness-Studio existiert kein für jeden gültiges, einheitliches Patentrezept. Zu gerne würde ich es hier veröffentlichen. Da viele Faktoren für Ihr Training eine Rolle spielen, kann es nicht bei einer Pauschalempfehlung bleiben.

Die Art und Weise, wie Sie mit Ihren Muskeln arbeiten können oder sollen, hängt ab von:

- Ihrem Trainingsziel
- Ihrem persönlichen Gesundheitszustand und Fitnessniveau
- Ihrer Zeit, die Ihnen für das Training zur Verfügung steht
- Ihren persönlichen Vorlieben für bestimmte Geräte, Hanteln oder Tubes

Wenn Sie im Begriff sind, einem Fitness-Studio beizutreten, dann haben Sie sich sicherlich auch schon Gedanken darüber gemacht, was Sie tatsächlich mit dem Training erreichen wollen. Ihr Ziel haben Sie festgelegt. Jetzt geht es um das »Wie«. Sie erfahren, welche Möglichkeiten es gibt, Ihre Muskeln zu trainieren und wie facettenreich Krafttraining sein kann. Schon bald werden Sie in der Lage sein, sich Ihren persönlichen Krafttrainingsplan zusammenzustellen, der all Ihre Möglichkeiten und Ihre individuellen Bedürfnisse berücksichtigt.

Trainingsmethoden

Die anschließenden Erläuterungen der verschiedenen Trainingsmethoden beziehen sich nicht auf ein einzelnes Gerät oder eine bestimmte Übung, sondern nehmen Bezug zu einer kompletten Krafttrainingseinheit. Die einzelnen Übungen sind demnach schon ausgewählt und zusammengestellt. Weiterführend muss nun veranschaulicht werden, wie wir unseren Geräteparcour durchlaufen.

Welche Methodik wird also insgesamt angewendet? Beim Lesen dieses Kapitels werden Sie feststellen, dass sich einige Methoden sehr ähnlich sind oder sich in einigen Details überschneiden. Lassen Sie sich davon nicht beirren, in der Praxis werden Sie alles sehr gut auseinander halten und zuordnen können.

Stationstraining

Das Stationstraining ist eigentlich die Mutter aller Trainingsmethoden im Kraftsport. Viele weitere Methoden ordnen sich ihr unter.

Das Prinzip ist einfach: Während des Trainings werden eine bestimmte Anzahl von Übungen durchlaufen. Für die Definition ist es unerheblich, ob eine Übung am Gerät, mit Hanteln, mit Kleingeräten oder mit dem eigenen Körpergewicht durchgeführt wird und ob eine bestimmte Übung nur einmal oder mehrmals ausgeführt wird. Einen einzi-

gen Durchgang einer beliebigen Übung bezeichnet man als *Satz* oder *Serie*. Ein Satz wiederum besteht aus einer bestimmten Anzahl von *Wiederholungen (WH)*. Eine Wiederholung ist die Bewegung von der Ausgangs- zur Endposition und wieder zurück.
Wenn der Trainer also sagt, »Machen Sie diese Übung 3-mal mit 45 Kilogramm und je 12 Wiederholungen«, dann meint er damit, dass Sie diese Übung mit drei Durchgängen à 12 Wiederholungen und gleich bleibendem Gewicht trainieren sollen. Zwischen den einzelnen Durchgängen werden je nach Trainingsziel und Fitnessniveau 1- bis 4-minütige Pausen zur Erholung eingelegt.

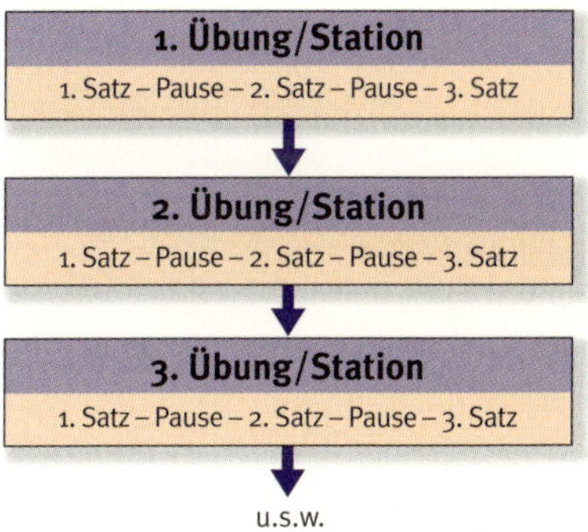

Prinzip des Stationstrainings

Beim Stationstraining führt man also nacheinander an jeder Trainingsstation alle im Plan vorgegebenen Satz- und Wiederholungszahlen durch. Der Gerätewechsel erfolgt, wenn alle Sätze und Wiederholungen an der jeweiligen Station abgeschlossen sind.

Einsatz- und Mehrsatzmethode

Einsatzmethode

Pro Muskelgruppe wird bei einer bestimmten Übung nur ein einziger Satz mit einer festgelegten Wiederholungszahl durchgeführt.
Das Einsatztraining ist vor allem für Einsteiger eine gute und zeitersparende Trainingsmöglichkeit. Es bringt ihm genügend günstige Anpassungserscheinungen bei vergleichsweise geringem Trainingsaufwand. Dasselbe gilt für Fitness-Sportler, die nur gelegentlich oder unregelmäßig trainieren. Für den Fortgeschrittenen ist diese Methode geeignet, wenn er sich in einer Trainingsphase zum Leistungserhalt befindet, also nicht an einer Verbesserung seiner Kraft oder des Muskelzuwachses interessiert ist.

Mehrsatzmethode

Ein Krafttraining nach der Mehrsatzmethode ist durch mehrere Sätze der gleichen Übung charakterisiert. Zwischen den Sätzen werden Erholungspausen von 1 bis 4 Minuten eingehalten. Da das Mehrsatztrainig einen wesentlich höheren Zeitaufwand erfordert, ist es für viele nicht sehr attraktiv. Auf lange Sicht ist es jedoch die erste Wahl, will man dauerhaft an Kraft oder Muskeln zulegen. Nur durch das Mehrsatztraining sind auch weitere Trainingsmethoden wie die Pyramidenmethode möglich. Ein regelmäßiger Methodenwechsel ist notwendig, um die Leistungskurve stets nach oben führen zu lassen.

Gut zu wissen!
Das Dickenwachstum eines Muskels nennt man *Hypertrophie*. Dies geschieht durch die Verdickung bzw. Durchmesserzunahme jeder einzelnen Muskelfaser.

Pyramidentraining

Das Pyramidentraining ist eine Unterform des Stationstrainings. Hierbei ist eine Gewichtserhöhung bei gleichzeitiger Abnahme der Wiederholungszahl kennzeichnend. Angenommen es werden 5 Sätze durchlaufen, wobei der erste mit einem Gewicht von 50 kg und 12 Wiederholungen durchgeführt wird. Von Satz zu Satz wird nun das Gewicht kontinuierlich erhöht und die Wiederholungszahl gesenkt, bis man im letzten Satz eine einzige Wiederholung mit dem höchstmöglichen Gewicht absolviert. Da man bei dieser Methode an seine absolute Maximalbelastung gelangt, ist sie nur für weit fortgeschrittene Sportler geeignet. Als Alternative, oder auch zur Gewöhnung an die spitze Pyramide, eignet sich der Pyramidenstumpf, da man auf eine Maximalbelastung verzichtet und eine Gewichtsfolge wählt, bei der man im letzten Satz noch 3 bis 5 Wiederholungen durchführen kann. Bei beiden Methoden wählt der Ausführende die Satz- und Wiederholungszahl nach seinem Trainingsziel und seinem persönlichen Trainingsniveau.

Circuittraining

Beim Circuittraining, auch Zirkel- oder Kreistraining genannt, wählt man sich ebenfalls vorher eine bestimmte Anzahl von Übungen aus. Man durchläuft diese jedoch in einem anderen Rhythmus. Anhand der Grafik auf Seite 60 erkennen Sie, dass man mit der ersten Übung beginnt, nur einen Satz macht und danach zum nächsten Gerät wechselt. Die Pause zwischen den einzelnen Stationen wird durch das Leistungsniveau des Trainierenden und das Trainingsziel bestimmt. Sind alle Stationen durchlaufen, beginnt nach der Pause ein neuer Durchgang bei der ersten Station. In diesem Rhythmus kann man ein oder mehrere Durchgänge absolvieren.

Die Anzahl der Durchgänge richtet sich nach

- der Anzahl der Stationen,
- dem Trainingsziel und Leistungsniveau des Trainierenden und
- der zur Verfügung stehenden Trainingszeit.

Pyramidenmethode: spitze Pyramide, stumpfe Pyramide

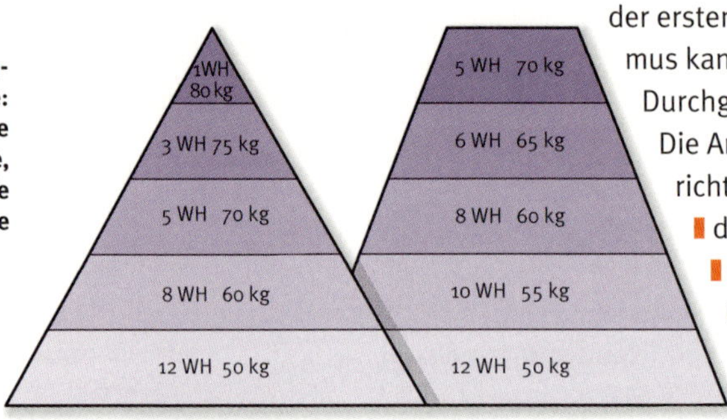

Spitze Pyramide **Stumpfe Pyramide**

Die Gestaltung des Zirkels kann auf sehr unterschiedliche Art und Weise erfolgen. Die folgende Auflistung gibt Ihnen einen Überblick über die Möglichkeiten:

- Man integriert für jede Muskelgruppe nur eine einzige Übung oder man baut für gewünschte Körperzonen zwei oder mehrere Übungen in den Zirkel ein.
- Sind durch eine bestimmte Sportart, welche man zusätzlich ausführt, zum Beispiel die Beine im Vergleich zum Oberkörper zu kräftig oder gut trainiert, kann man sich einen »Oberkörper-Zirkel« auswählen, der diese muskuläre Dysbalance ausgleicht.
- Die Zeit, die man innerhalb des Zirkels an einer Station verbringt, kann entweder durch die Wiederholungszahl (zum Beispiel 20 WH) oder durch einen vorher festgelegten Zeitfaktor (zum Beispiel 1 Minute) bestimmt werden.
- Durchläuft man mehrere Durchgänge, kann das Gewicht in jedem Durchgang gleich bleiben oder nach dem Pyramidenprinzip von Durchgang zu Durchgang erhöht werden.

Vorteile:

- Hohe Trainingsdichte bei relativ geringer Belastung der einzelnen Muskelgruppen.
- Ganzkörper-Workout bei geringem Zeitaufwand möglich.
- Individuelle Gestaltungsmöglichkeiten, welche nach den persönlichen Trainingsbedingungen ausgewählt werden (Trainingszeit, -ziel, Leistungsniveau, usw.).

Bewährt haben sich Zirkel mit 6 bis 10 Stationen, wobei für jede Muskelgruppe nur eine Übung ausgewählt wird. Damit bei dieser dichten Übungsfolge keine Überlastungen auftreten, ist es ratsam, das Workout als Kraftausdauertraining zu gestalten, also viele Wiederholungen mit relativ geringem Gewicht. Fortgeschrittene Sportler können sich auch Kraftzirkel zusammenstellen, die zur Hypertrophie des Muskels oder der Verbesserung der Maximalkraft dienen.
Bei der Zusammenstellung und Reihenfolge der Übungen sollte darauf geachtet

Übersicht der Wiederholungszahlen, Intensität und Pausen beim Circuittraining bei unterschiedlichen Trainingszielen

Trainingsziel	Wiederholungen	Intensität in % ILB	Pausen zwischen den einzelnen Stationen
Verbesserung der allgemeinen Kraftausdauer	15–30	30–70	1–3 Minuten
Hypertrophie	8–12	60–80	2–4 Minuten
Verbesserung der Maximalkraft	2–4	80–95	2–4 Minuten

werden, dass der Ausführende nicht ständig aufstehen und sich wieder hinlegen muss. Dies würde den Kreislauf unnötig belasten. Auch sollten sich nahe liegende Muskelgruppen, zum Beispiel Schultern und Nacken, nicht unmittelbar hintereinander trainiert werden. Wenn Sie dazwischen eine Übung für die Beine einschieben, hat der Schulter- und Nackenbereich genügend Zeit zur Erholung.

Circuit-training

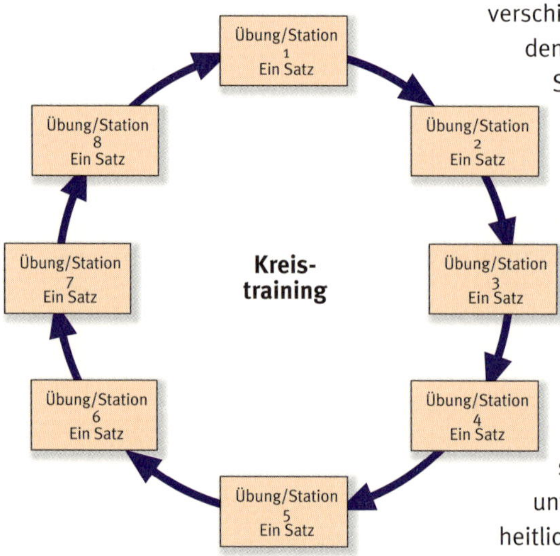

Ganzkörper- und Splittraining

Das *Ganzkörpertraining* ist besonders für Einsteiger geeignet, aber auch Geübte oder Fortgeschrittene können von dieser Trainingsform profitieren, wenn aufgrund von Zeitmangel nur ein oder zwei Trainingseinheiten pro Woche durchgeführt werden können. Das Ganzkörpertraining definiert sich eigentlich von selbst. Wie der Name schon sagt, werden alle Hauptmuskelgruppen in einer Trainingseinheit beansprucht.

Beim *Splittraining* wird dagegen das Ganzkörpertraining in kleinere Portionen auf mehrere Trainingstage aufgeteilt (engl.: to split = teilen). Dies ist vor allem dann sinnvoll, wenn an aufeinander folgenden Tagen trainiert wird. Dabei unterteilen wir den Körper in verschiedene Hauptmuskelgruppen, die dann an verschiedenen Tagen belastet werden. Ein wesentlicher Vorteil des Splittrainings ist der, dass die Muskeln mit größerer Intensität trainiert werden können, was vor allem im fortgeschrittenen Stadium von Vorteil ist. Man unterscheidet 2er- und 3er-Split-Systeme. Die Möglichkeiten der Zusammenstellung von Muskelgruppen und deren Übungen sind dabei so vielfältig und unterschiedlich, dass keine einheitliche Festlegung stattfinden kann. Jeder muss für sich selbst entscheiden, welche Kombinationen von Muskelgruppen für ihn am geeignetsten sind. Beachten Sie folgende Hinweise:

- Trainieren Sie nicht alle großen Muskelgruppen in einer Trainingseinheit.
- Beginnen Sie Ihr Training immer mit den schwächsten Muskelgruppen.
- Legen Sie Übungen, die eine hohe Koordinationsfähigkeit voraussetzen, nicht an das Ende einer Trainingseinheit.

Das richtige Gewicht finden

Ein großes Problem im Krafttraining ist das individuell richtige Gewicht für jede Übung herauszufinden. Als Einsteiger erhält man bei seiner ersten Geräteeinweisung ein Gewicht, das durch ein bisschen »herumprobieren« ausgewählt wird. Ein Trainer sollte dabei Hilfestellung leisten.
Die Sportwissenschaft spricht im Kraftsport von Maximalkraft, welche Bezug nimmt zum maximalen Gewicht, mit der Sie eine einzige Wiederholung an einem beliebigen Gerät durchführen können.

Der ILB-Test

Der ILB-Test ist eine praktisch orientierte Methode. Das heißt, sie nimmt Bezug zum momentan in einer bestimmten Methode ausgeführten Krafttraining. Mit dieser Methode testet man genau den Beanspruchungsbereich, der anschließend trainiert werden soll. Wenn alle im Trainingsplan vorhandenen Übungen getestet werden, kann man dies auch als kleine Trainingseinheit verstehen.
Dazu ein Beispiel: Laut Trainingsplan trainieren Sie eine bestimmte Übung mit 15 Wiederholungen. Deshalb wird der ILB-Test ebenfalls mit 15 Wiederholungen durchgeführt. Mit welchem maximalen Gewicht schaffen Sie nun 15 korrekt ausgeführte Wiederholungen? Nehmen wir an, es wären 30 Kilogramm. Dieses Gewicht würde demnach 100 Prozent entsprechen. Wenn für Sie als Einsteiger eine Belastungsintensität von 50 Prozent empfohlen wird, dann müssten Sie diese Übung mit 15 Kilogramm durchführen.
Die passende Formel lautet:
(30 kg : 100 Prozent) x 50 Prozent = 15 kg.
Mit der Bestimmung Ihrer Maximalleistung nach der ILB-Methode erhalten Sie gemäß Ihres Leistungszustandes einen angemessenen Trainingsreiz zur effektiven Adaption Ihrer Muskulatur. Wenn Sie diesen Test in regelmäßigen Abständen für die entsprechenden Übungen durchführen, erhalten Sie als Ergebnis unterschiedliche, im Optimalfall von Test zu Test höhere Werte. Bei jedem Folgetest entspricht der neu ermittelte Wert in Kilogramm wieder 100 Prozent. Dadurch ist die ILB-Methode in jeder Leistungsstufe und für jede Trainingsmethode anwendbar.

Der Grundsatz der ILB-Methode lautet: optimal statt maximal!

Subjektives Belastungsempfinden

Wie schon erwähnt, ermittelt man gerade bei Einsteigern das »richtige« Gewicht gerne durch Ausprobieren. Als Ausführender wird man vom Trainer gefragt, ob das Gewicht angenehm ist oder ob es zu schwer ist, ob irgendetwas wehtut. Bei dieser Methode werden Sie praktisch über Ihr persönliches Belastungsempfinden (Anstrengungsgrad) ausgefragt. Diese im Vergleich zum ILB-Verfahren etwas ungenaue Methode ist keineswegs falsch und begleitet manchen Fitness-Sportler über mehrere Jahre. Trainingsanfänger haben jedoch oft ein weniger gut ausgeprägtes Körpergefühl, sodass sie einwirkende Belastungen schwer beurteilen können. Eine Hilfestellung bieten deshalb folgende Begriffe, die das subjektive Belastungsgefühl beschreiben sollen. Der passende Prozentsatz richtet sich nach der maximal möglichen Kraftfähigkeit.

Subjektives Belastungsgefühl	**Kmax**
sehr schwer (maximale Belastung)	90–100 %
schwer (submaximale Belastung)	80–90 %
mittelschwer	70–80 %
leicht	50–70 %
gering	30–50 %

Richtiges Krafttraining mit System

Wenn Sie sich schon längere Zeit mit dem Thema Fitness auseinander setzen, haben Sie bestimmt schon einige Zeitschriftenartikel gelesen oder TV-Berichte gesehen, in denen mancher Experte den *einzig wahren Weg* zu einem wohlgeformten Körper kennt. Diesen Weg gibt es leider nicht! Im Krafttraining stehen uns so viele Möglichkeiten zur Verfügung, dass es unsinnig ist, den »goldenen Ratschlag« für alle unterschiedlichen Typen zu geben. Wir können Sie jedoch mit dem nötigen Wissen, Hilfestellungen und Ratschlägen ausstatten und Sie damit bei Ihrem Training begleiten. Eines kann ich Ihnen garantieren: Mit überlegter Vernunft und konsequentem Training, welches individuell auf Sie zugeschnitten ist, erhalten Sie auf jeden Fall schöne und knackige Muskeln. Wenn Sie also nicht bei jedem Training einen professionellen Berater an Ihrer Seite haben, der jede einzelne Trainingseinheit bis ins kleinste Detail dokumentiert, sind Sie auf sich selbst gestellt und müssen sich autodidaktisch coachen. Und genau dazu soll dieses Buch dienen.

Training zum Muskelaufbau

Der Begriff »Muskelaufbautraining« ist eigentlich sehr pauschal und oberflächlich. Viele werden sofort an »Gewichtheber-Typen« oder »Muskelprotze« denken. Aber keine Angst – das ganze Buch und entsprechend auch dieses Kapitel richtet sich, wie bereits erwähnt, an den gesundheitsorientierten Fitness-Sportler. Natürlich wachsen diesem bei entsprechendem Training auch schöne Muskeln, nur eben auf eine Art, die gesundheitsverträglich ist. Wir beginnen beim absoluten Einsteiger und enden bei Informationen für den fortgeschrittenen Fitness-Sportler. Beim absoluten Einsteiger wird davon ausgegangen, dass er auch zuvor keine andere Sportart regelmäßig ausgeführt hat. Hat er dies doch und ist er eigentlich ein relativ durchtrainierter Sportler, kann es sein, dass er die Einsteigerstufen wesentlich schneller durchlaufen wird, als in den Tabellen angegeben. Alle Informationen sollten deshalb immer nur als Richtlinien verwendet werden.

Jede Trainingsphase ist so lange gut, wie man damit auch Erfolg hat. Entscheidend für den Erfolg ist eine optimale Relation von Belastung und Erholung.

Einsteiger I, »Orientierungsstufe«

Die Phase des so genannten Orientierungstrainings ist enorm wichtig, um die technischen und koordinativen Voraussetzungen für ein langfristig geplantes, verletzungsfreies Training zu schaffen! Es sollten vorwiegend die Grundübungen durchgeführt werden, bei denen die großen Muskelgruppen Bauch, Brust, Rücken und Beine angesprochen werden. Die kleineren Muskeln, zum Beispiel die der Arme oder Waden, müssen nicht extra mit separaten Übungen trainiert werden, da Sie sie indirekt mit den Grundübungen mittrainieren. So ist es möglich, den ganzen Körper mit 6 bis 8 verschiedenen Übungen ausreichend und vollständig zu belasten, da eine einzige Übung nicht nur einen Muskel trainiert, sondern mehrere Muskeln zusammenfassend beansprucht.

Einsteiger II

Nach 4 bis 6 Wochen regelmäßigen Trainings sind Sie so weit, dass Sie einen weiteren ILB-Test (siehe Seite 61) durchführen können. Dazu verwenden Sie am besten die gleichen Übungen wie in der Orientierungsstufe.

Übersicht Einsteiger I, Orientierungsstufe	
Dauer der Trainingsphase	ca. 6 Wochen
Methode	Stationstraining Ganzkörper
Trainingshäufigkeit	1–2 x pro Woche mit jeweils ca. 48 Stunden Erholungspause
Übungen pro Muskelgruppe	1–2
Anzahl der Sätze pro Übung	1–2
Wiederholung pro Satz	12–20
Intensität durch Steuerung des subjektiven Belastungsgefühls	gering
Intensität in % ILB	30–50

Übersicht Einsteiger II	
Dauer der Trainingsphase	ca. ab Woche 7–16
Methode	Stationstraining Ganzkörper
Trainingshäufigkeit	2–3 x pro Woche mit jeweils 36–48 Stunden Erholungspause
Übungen pro Muskelgruppe	1–2
Anzahl der Sätze pro Übung	1–2
Wiederholung pro Satz	10–15
Intensität durch Steuerung des subjektiven Belastungsgefühls	leicht
Intensität in % ILB	50–70

Auch wenn Sie denken, dass Sie in dieser Trainingsphase immer noch nicht genügend beansprucht werden, sollten Sie trotzdem Geduld mitbringen. Vergessen Sie nicht, dass es Strukturen in Ihrem Körper gibt, die im Gegensatz zu den Muskeln wesentlich länger brauchen, sich den Trainingsreizen und der steigenden Belastung anzupassen, da sie strukturell bedingt langsamer versorgt und ernährt werden. Dazu zählen die Sehnen, Bänder und Knorpel in den Gelenken. Trotz der Fähigkeit ein viel höheres Gewicht zu bewältigen, sollten Sie dies nicht unbedingt machen, da die hohe Verletzungsgefahr nicht in Relation zu dem momentanen Trainingserfolg steht. Versuchen Sie in dieser Trainingsphase Ihre Bewegungsabläufe und den Atemrhythmus bei der Übungsausführung zu optimieren. Alle 6 bis 8 Wochen können Sie die Übungen für die einzelnen Muskelgruppen verändern, damit der Körper regelmäßig neuen Reizen ausgesetzt wird. Achten Sie immer darauf, dass die Auswahl der Übungen den ganzen Körper abdecken (Ganzkörpertraining). Sie können den Trainingsplan auch durch zusätzliche Übungen erweitern und nach 2 bis 3 Monaten beginnen, die kleineren Muskeln mit separaten Übungen zu trainieren. Entscheiden Sie nach Ihrem persönlichen Bedürfnis und dahingehend, wie Ihr Körper bisweilen auf das Krafttraining reagiert hat.

Wer mit seinem Körper sorgsam umgeht, ihn nicht überlastet und auf die Erholung achtet, sichert sich einen kontinuierlichen Trainingsfortschritt, der nicht durch Verletzungspausen unterbrochen wird!

Geübte

Nach ca. vier Monaten regelmäßigen Übens kann es je nach Trainingshäufigkeit sinnvoll sein Ihr Programm aufzuteilen. Schon bei drei, aber auf jeden Fall bei vier Einheiten in der Woche eignet sich der 2er-Split. Als Geübter können Sie dadurch Ihre Muskeln intensiver belasten, wobei durch das »Splitting« genügend Erholung für Ihren Körper bis zur nächsten Trainingseinheit entsteht, in der die gleichen Muskeln wiederholt beansprucht werden. Wenn es Ihre Zeit nicht erlaubt häufiger als zweimal in der Woche regelmäßig zu trainieren, absolvieren Sie weiterhin ein Ganzkörperprogramm.

Wenn Sie die Übersichtstabelle lesen, werden Sie feststellen, dass die Geübtenphase bis zu einem Jahr dauert. Regelmäßiges Training ist natürlich Voraussetzung. Variieren Sie Ihr Training in gewissen Abständen. Unter anderem stehen uns dazu einige der bereits erwähnten verschiedenen Trainingsmethoden zur Verfügung, aber auch etliche Übungen und Variationen an Maschinen, an Seilzügen oder mit Hanteln. Jeder professionelle und erfahrene Trainer kann Sie beraten.

Denken Sie bereits jetzt daran, dass Ihr Körper in regelmäßigen Abständen Erholungspausen benötigt. Damit sind nicht die Pausen gemeint, welche zwischen den Trainingseinheiten eingehalten werden, sondern die aktive Erholung. Hören Sie auf Ihren Körper. Achten Sie darauf, wie er auf das bisherige Training reagiert und ob die Leistungskurve immer noch nach oben führt oder ob bereits eine gewisse Leistungsstagnation oder ein Mangel an Motivation eingetreten ist. Aktive Erholungsmaßnahmen sind

Übersicht Geübte	
Dauer der Trainingsphase	ca. ab Woche 16-52
Methode	Stationstraining Ganzkörper oder 2er-Split, phasenweise Kraftausdauertraining
Trainingshäufigkeit	2–3 x pro Woche mit jeweils 24–48 Stunden Erholungspause je nach Trainingsintensität
Übungen pro Muskelgruppe	2
Anzahl der Sätze pro Übung	2
Wiederholung pro Satz	8–12
Intensität durch Steuerung des subjektiven Belastungsgefühls	leicht bis mittel
Intensität in % ILB	60–80

zum Beispiel lockeres Ausdauertraining, Wanderungen und Spaziergänge oder Schwimm- und Radtraining im Freien. Lösen Sie sich also bewusst zwei- bis dreimal im Monat vom gewohnten Studioalltag und gönnen Sie Ihrem Körper neue Erfahrungen durch ungewohnte, aber leichte Belastungen.
Auch ein Methodenwechsel kann sehr motivierend und für den Trainingserfolg leistungssteigernd sein. Variieren Sie dahingehend, dass Sie jeweils nach 8 bis 10 Wochen Muskelaufbautraining für ca. 10 Tage Ihre Kraftausdauer trainieren, also bei einer wesentlich leichteren Intensität ca. 15–25 Wiederholungen.

Fortgeschrittene

Wenn Sie das Krafttraining behutsam aufgebaut und die Belastungen regelmäßig nach der ILB-Methode (siehe Seite 61) angepasst haben, ist es in der Fortgeschrittenenstufe möglich bis an submaximale Belastungen heranzugehen. Es darf zwischendurch also schon mal richtig schwer werden. Entscheiden Sie bitte selbst nach Rücksprache mit einem Fitnesstrainer, ob Sie wirklich soweit sind, fortgeschrittene Trainingsmethoden durchzuführen. Vorab möchte ich darauf hinweisen, dass dieses Training nicht die Spitze der möglichen Belastungen darstellt! Die Trainingsstufen steigen wie folgt weiter nach oben:

- leistungsorientiertes Krafttraining
- Leistungssport
- Hochleistungssport

Demzufolge dürfen Sie sicher ab und zu an Ihre Grenzen gehen, aber bitte nicht auf Dauer und nicht an Ihre äußerste!

Fortgeschrittene Kraftsportler können im Grunde genommen das ganze Spektrum der verschiedenen Trainingsmethoden anwenden. Die gängigsten habe ich Ihnen bereits vorgestellt. Für den steti-

Übersicht Fortgeschrittene	
Dauer der Trainingsphase	ca. ab Woche 52
Methode	2er-Split und weitere Methoden
Trainingshäufigkeit	3–4 x pro Woche mit jeweils 24–36 Stunden Erholungspause je nach Trainingsintensität
Übungen pro Muskelgruppe	2–3
Anzahl der Sätze pro Übung	2–3
Wiederholung pro Satz	8–12
Intensität durch Steuerung des subjektiven Belastungsgefühls	mittel bis submaximal
Intensität in % ILB	70–90

Belastungsintensität beim Muskelaufbautraining in Abhängigkeit von der Leistungsstufe		
Leistungsstufe	Trainingsreiz, subjektive Belastung	in % von ILB
Einsteiger, je nach individuellem Leistungsvermögen und Gesundheitszustand	geringe bis leichte Belastung	30–70
Geübte	leichte bis mittlere Belastung	60–80
Fortgeschrittene	mittlere bis submaximale Belastung	70–90

gen Trainingserfolg ist es jedoch sehr wichtig, dass die Methoden über das Jahr hinweg abgewechselt werden.

Training zur Muskel- und Gewebestraffung

Muskel- und Gewebestraffung klingt im ersten Moment sicherlich harmloser als das Thema Muskelaufbau, welches soeben ausführlich besprochen wurde. Doch was genau ist der Unterschied zwischen »Aufbau« und »Straffung«? Ist der Muskelaufbau ein typisches Männerthema und betrifft die Straffung nur Frauen? Allgemein könnte man durchaus behaupten, dass der Muskelaufbau eher in Richtung Body-Building und die Muskelstraffung mehr in Richtung Body-Styling läuft. Dies bedeutet allerdings nicht, dass das Training in Richtung Body-Building die Muskeln nicht strafft und andersherum das Body-Styling nicht dazu dient die Muskeln etwas aufzubauen. Der Unterschied hat sich im Laufe der letzten 10 Jahre von selbst entwickelt. Man wollte langsam weg vom Image des klassischen Body-Builders, der stöhnend im Kraftraum steht. Bei Fitness und neuerdings auch Wellness geht es darum, auf gesundheitsverträgliche und sanfte, aber dennoch erfolgreiche Art und Weise seinen Körper zu formen, zu »stylen«. Der Begriff Body-Styling ist dafür genau das Richtige. Ob nun Building oder Styling, beide verbindet das Training an Maschinen oder mit Hanteln, bei beiden Trainingsrichtungen finden die allgemein festgelegten Trainingsmethoden Anwendung, es gelten die gleichen wissenschaftlichen Grundlagen aus der Trainingslehre.

Body-Styling kann als eine Form des sanften Krafttrainings verstanden werden.

Oft haben die Fitness-Sportler besonderes Interesse nur bestimmte Körperzonen zu formen. Bei den Damen sind dies häufig Bauch, Beine und Po. Auch im Aerobicbereich findet man entsprechende Kurse. Der Herrenwelt macht vielfach die Körpermitte, der typische Bierbauch, zu schaffen. Beide Zielgruppen wollen vorrangig die genannten Problemzonen bekämpfen. Da es dabei meistens um ein Zuviel an Körperfett geht, spielt im Body-Styling das Ausdauertraining zur Fettverbrennung eine wesentliche Rolle (siehe »Fatburner-Training« ab Seite 91). Bezüglich des Krafttrainings findet vorwiegend das Kraftausdauertraining Anwendung. Hierbei trainiert man mit vielen Wiederholungen (15 bis 25 oder mehr) und geringer Intensität (wenig Gewicht). Dies hat zur Folge, dass der Muskel nur in geringem Maße im Querschnitt wächst. Vielmehr wird er ausdauernder und widerstandsfähiger gegen lang anhaltende Belastungen. Das Krafttraining in Form des Body-Stylings ist demnach ähnlich der ersten Trainingsmonate des Muskelaufbautrainings. Der Unterschied besteht darin, dass auch in der Geübten- oder Fortgeschrittenenphase weiterhin mit vielen Wiederholungen und wenig Gewicht trainiert wird.

Man kann den Damen mit gutem Gewissen die Angst vor zu männlich wirkenden Muskelproportionen nehmen. Für das Muskelwachstum sind die männlichen Sexualhormone (Androgene) verantwortlich, die der weibliche Körper jedoch nur in sehr begrenztem Umfang produziert. Allein durch das Krafttraining im Fitness-Studio ist demnach kein übermäßiger Muskelansatz zu befürchten, selbst wenn mit hohen Gewichten trainiert wird. Die Anpassung an das Training mit hohen Intensitäten geschieht bei Frauen vielmehr dadurch, dass sie fähig werden eine höhere Anzahl von Muskelfasern pro Muskel zu aktivieren. Die Folge davon ist:

> Ein Muskel, der in der Lage ist, mehr Fasern anzuspannen wird automatisch fester und straffer.

Zusammenfassend können folgende Hinweise gegeben werden:

- Beim Training zur Muskel- und Gewebestraffung finden die allgemein gültigen Trainingsmethoden des Krafttrainings Anwendung.
- Beim Body-Styling ist eine Kombination von Kraft- und Fatburner-Training optimal, da durch das Krafttraining die Muskeln gestrafft und durch das Fatburner-Training überschüssige Fettpölsterchen verbrannt werden.
- Man trainiert vorwiegend im Kraftausdauerbereich mit vielen Wiederholungen und weniger Gewicht. Durch das Training mit submaximalen oder maximalen Belastungen wird der Muskel qualitativ kräftiger, stärker und leistungsfähiger, da er lernt möglichst viele Muskelfasern zu kontrahieren.
- Der Aerobicbereich bietet für das Body-Styling viele gute Alternativen zum Training im Kraftraum. Die Kurse nennen sich zum Beispiel Bauch-Beine-Po (BBP), Body Workout, Pump o. ä. Lassen Sie sich diesbezüglich von einem Trainer vor Ort genau aufklären und probieren Sie die Kurse aus.

Training zum Erhalten des Leistungsniveaus

Wer regelmäßig, zielorientiert und seinen persönlichen Fähigkeiten entsprechend trainiert, verbessert automatisch sein individuelles Leistungsniveau. Das Leistungsniveau hängt indirekt auch mit dem Trainingsziel zusammen. Im Laufe seiner Fitnesskarriere wird hoffentlich jeder sein Trainingsziel erreichen. Wenn dies nach etlichen Besuchen eines Fitness-Studios der Fall sein wird, sollte das Interesse dahingehend verlagert werden, ein erreichtes Ziel, den erreichten Fitnesszustand oder das momentane Leistungsniveau zu halten. Das geht im Grunde genommen sehr einfach. Man muss lediglich so weitertrainieren, wie man es bisher getan hat, also weder die Häufigkeit, die Dauer oder die Trainingsintensität erhöhen. Manchmal kann man sogar einige Belastungskomponenten verringern, zum Beispiel statt viermal nur zweimal pro Woche trainieren oder statt drei Sätze pro Gerät nur zwei Durchgänge absolvieren.

Allgemeine Hinweise zum Krafttraining

Es liegt an Ihnen, für welche Art von Krafttraining Sie sich entscheiden, ob Sie ausschließlich Kraftmaschinen bevorzugen oder auch Übungen in den Trainingsalltag einbauen, die mit Hanteln, Kleingeräten oder dem eigenen Körpergewicht durchzuführen sind. Die Wahl richtet sich nach den persönlichen Vorlieben, dem Trainingsziel, dem Bewegungsvermögen jedes Einzelnen oder ganz einfach danach, welche Möglichkeiten das jeweilige Fitness-Studio bietet.

Training an Geräten

Bei professionellen Trainingsmaschinen im Fitness-Studio ist der Bewegungsablauf durch die jeweilige spezielle Konstruktion meist zu 100 Prozent vorgegeben. Trotzdem können gerade deshalb Fehler auftreten, weil oft die Meinung vorherrscht, dass »das Gerät mich schon leiten wird«. Auch wenn man heutzutage immer öfter auf computergesteuerte Maschinen trifft, können diese leider nicht beurteilen, ob der Trainierende richtig darauf sitzt, das für ihn passende Trainingsgewicht gewählt hat oder die Atmung korrekt ist. Die folgenden Hinweise sollen helfen, alle Übungen möglichst richtig und im Sinne der Gesundheitsförderung auszuführen.

- Stellen Sie das Gerät immer auf Ihre persönlichen Körpermaße ein. Achten Sie darauf, dass sich bewegende Gelenke Ihres Körpers mit den bewegenden Gelenken der Maschinen in einer Höhe/Ebene befinden.
- Die Kraftmaschinen werden größtenteils für eine bestimmte Durchschnittskörpergröße entwickelt. Besonders Großen oder Kleinen kann es passieren, dass das eine oder andere Gerät nicht

optimal einstellbar ist. In diesem Fall, wählt man am besten eine geeignete Ersatzübung mit freien Gewichten.

➤ Achten Sie darauf, dass alle zu verstellenden Maschinenteile fest sind, also die Schraubverschlüsse genügend zugedreht sind oder Rastereinstellungen richtig einschnappen.

➤ Obwohl der unbeaufsichtigte Aufenthalt von Kindern in Trainingsräumen verboten ist: Vergewissern Sie sich bitte trotzdem, dass keine Kleinkinder in der Nähe des Gerätes sind, auf dem Sie gerade trainieren! So ein kleiner Finger kann schnell zerquetscht sein, wenn er zwischen die Gewichtsscheiben gerät!

➤ Heutzutage gibt es unterschiedliche Möglichkeiten den Widerstand an Trainingsmaschinen einzustellen. Die gebräuchlichsten sind Steckgewichte oder Scheiben zum Auflegen und Luftdruck- oder Öldrucksteuerungen. Egal welche Art Sie in Ihrem Studio vorfinden: Kontrollieren Sie stets das eingestellte Gewicht, bevor Sie eine Übung beginnen.

➤ Auch wenn es etwas seltsam erscheint, sich außerhalb des Straßenverkehrs anzuschnallen – tun Sie es an den Maschinen, an denen ein Gurt angebracht ist. Er fixiert Ihren Körper (meistens im Beckenbereich) und garantiert ein optimales und verletzungsfreies Training.

➤ Lassen Sie während der Übungsausführung die Gewichtsscheiben bei der Abwärtsbewegung nicht aufschlagen, sie sollten sich immer in der Luft befinden. Erst am Ende des Satzes lassen Sie sie vorsichtig und möglichst ohne großen Knall ganz herab.

➤ Da meist jeder Trainierende eine »Schokoladenseite« hat, also eine muskulär und koordinativ besser entwickelte Körperhälfte, sollten Sie soweit vorhanden, Kraftgeräte mit unabhängigen (entkoppelten) Hebelarmen bevorzugen. Unabhängige Hebelarme, zum Beispiel bei einer Brustpresse, gewährleisten ein gleichmäßiges Training für beide Körperseiten, da jeder Hebelarm für sich extra zu bewegen ist. Bei starren bzw. gekoppelten Hebelarmen kann es passieren, dass die starke Seite immer stärker und die schwache im Verhältnis immer schwächer wird. Obwohl zwei Griffe für die linke und rechte Körperseite zur Verfügung stehen, wird das Gewicht nur über einen Hebelarm bewältigt. Achten Sie deshalb immer darauf, dass die stärkere Seite nicht automatisch die Hauptarbeit übernimmt.

➤ Seien Sie wachsam gegenüber Mängeln an einem Gerät. Bruchstellen oder Risse im Stahl des Maschinengestells, lockere oder fehlende Schrauben und Verbindungsbolzen oder aufgefaserte Stahlseile sollten Sie unverzüglich dem Trainer oder der Geschäftsleitung melden! Verzichten Sie auf dieses Gerät, bis es repariert oder ersetzt ist und wählen Sie eine gleichwertige Ersatzübung.

➤ Wenn Sie merken, dass ein anderer Gast darauf wartet, an dem von Ihnen benützten Gerät zu trainieren, bieten Sie ihm doch einfach an, dass er seinen Satz ausführen kann, während Sie Ihre Satzpause machen. Andersherum steht es Ihnen natürlich auch zu, einen Trainierenden zu fragen, ob Sie in seiner Satzpause Ihren eigenen durchführen können. Kommunikation fördert das positive Trainingsklima.

- Merken Sie sich die Namen der von Ihnen verwendeten Geräte. Dadurch fällt es leichter den Trainer, der eventuell am anderen Ende des Trainingsraumes steht, um Rat zu fragen.
- Wenn Sie an Scheibenmaschinen trainieren und von sich behaupten können, dass Sie mittlerweile stärker sind als andere, dann tun Sie Ihren schwächeren Trainingskollegen den Gefallen, die von Ihnen benützten Scheiben wieder abzunehmen und aufzuräumen. Nehmen Sie bitte stets Rücksicht auf andere Trainierende! Das Miteinander fördert ein angenehmes Trainingsklima!

Training mit Hanteln

Das Training mit Hanteln, den so genannten »freien Gewichten«, stellt höhere Anforderungen an die Koordinationsfähigkeit des Körpers, als das Training an den klassischen Maschinen, bei denen die Bewegungskurve zum größten Teil vorgegeben ist. Hanteln, ob kurze oder lange, werden nur von den Muskeln bewegt. Die korrekte Trainingstechnik wird praktisch von der intermuskulären Koordination (Zusammenspiel aller an einer Bewegung beteiligten Muskeln) gesteuert.

Es gibt einige Hantelübungen, welche nur für gesunde Geübte oder Fortgeschrittene geeignet sind. Dies gilt insbesondere dann, wenn es sich um Übungen handelt

- bei denen viele Gelenke an einer Bewegung beteiligt sind,
- bei denen zur Stabilisation des Körpers eine gut oder sehr gut trainierte Rumpfmuskulatur vorhanden sein muss und
- welche durch einen komplexen und/oder komplizierten Bewegungsablauf gekennzeichnet sind.

Dies bedeutet allerdings nicht, dass der Einsteiger nur eine sehr geringe Anzahl von Hantelübungen zur Auswahl hat, denn er schult mit frei ausgeführten Trainingsbewegungen seine Koordinationsfähigkeit erheblich und trainiert seinen gesamten Stützapparat. Auch Anfänger können anspruchsvollere Übungen durchführen, wenn

- die spezifischen Bewegungstechniken ohne oder mit sehr wenig Gewicht gründlich erlernt werden,
- die Übungen grundsätzlich mit geringem Gewicht durchgeführt werden und
- vereinfachte Variationen ausgeführt werden und somit die Muskulatur schrittweise an höhere Belastungen und der Körper an komplexere Bewegungsabläufe herangeführt werden.

Natürlich können auch fortgeschrittene Fitness-Sportler »einfache« Übungen ausführen,

- da Übungen nicht immer »schwierig« sein müssen, um den nötigen Trainingseffekt zu erzielen,
- da es nicht auf die Übung an sich ankommt, sondern auf eine individuell angepasste Intensität.

Achten Sie beim Umgang mit Hanteln auf Folgendes:

- Vergewissern Sie sich stets, dass die Klemm- und Schraubverschlüsse funktionstüchtig sind und fest sitzen. Dies gilt insbesondere, wenn Sie »Über-Kopf-Übungen« durchführen!
- Ordnen Sie die Scheiben nach ihrer Größe von innen (groß und schwer) nach außen (klein und leicht).
- Bestücken Sie beide Hantelenden stets mit den gleichen Gewichten.
- Führen Sie Übungen mit schwerem Gewicht erst dann durch, wenn Sie sie perfekt beherrschen!
- Bitten Sie einen erfahrenen Trainer oder Sportler Ihnen zur Seite zu stehen, wenn Sie mit schweren Gewichten trainieren. Dieser kann Ihnen eine Hilfestellung geben.
- Lassen Sie sich bezüglich der korrekten Technik immer von einem erfahrenen Trainer beraten oder studieren Sie weiterführende Literatur. Meiden Sie das Erlernen durch reines Abschauen von einem anderen, vielleicht bei weitem besser trainierten Fitness-Sportler, der eventuell eine gänzlich andere Trainingstechnik bevorzugt.
- Achten Sie bei ausladenden Bewegungen darauf, dass niemand in Ihrem Bewegungssektor steht, der Sie behindern oder den Sie mit Ihren Hanteln verletzen könnten.
- Lassen Sie die Hanteln nach Satzende nicht einfach auf den Boden knallen. Das nervt Ihre Trainingskollegen und kann womöglich diese so erschrecken, dass sie sich verletzen. Das Gleiche gilt für das Zurücklegen in die Hantelablage.
- Räumen Sie die Hanteln bitte zurück an den Platz, der für sie vorgesehen ist. Auch Sie wollen doch einen einigermaßen aufgeräumten Trainingsraum und möchten die benötigten Gerätschaften nicht ständig suchen oder über sie stolpern.

Training mit Tubes oder dem eigenen Körpergewicht

Krafttraining mittels Tubes (zusammenfassende Bezeichnung für alle Arten von elastischen Zugbändern) oder dem eigenen Körpergewicht hat rein gar nichts mit Schwäche oder typischem Einsteigertraining zu tun! Viele Übungen, zum Beispiel die klassischen Crunches, Liegestütze oder Klimmzüge sind für alle Leistungsstufen und teilweise sogar nur für Fortgeschrittene durchführbar. Haben Sie also keine Scheu ohne Gewichte bzw. mit Tubes zu trainieren. Auch leichte Widerstände können entsprechend des eigenen Trainingsziels das Richtige sein. Achten Sie beim Training mit Tubes oder dem eigenen Körpergewicht auf Folgendes:

➤ Vergewissern Sie sich stets, dass das Tube keine Risse oder Löcher aufweist.
➤ Bei fast allen Tubevarianten stehen unterschiedliche Gummistärken zur Auswahl. Wenn Sie sich nicht sicher sind, welche Stärke die geeignete ist, wählen Sie zunächst eine leichtere Ausführung und tasten sich allmählich an stärkere heran.
➤ Tragen Sie beim Üben mit Gummibändern keinen scharfkantigen Schmuck. Vermeiden Sie Turnschuhe mit grober Sohle. Beide Faktoren begünstigen Einrisse an den Tubes, was zu Verletzungen führen kann.
➤ Während der Übungen sollte das Tube in der Ausgangs- und Endposition stets unter Spannung stehen, damit eine muskuläre Gelenksicherung gewährleistet wird.
➤ Wenn ein Tube an einem Gegenstand befestigt wird, achten Sie darauf, dass dieser gut fixiert und gegen Umfallen oder Wegrutschen gesichert wird.
➤ Wenn Sie Tubes im Stehen unter Ihren Füßen platzieren, vergewissern Sie sich stets, dass das Band gut fixiert ist und nicht hervorschnellen kann. Das Gleiche gilt für alle anderen Möglichkeiten von Fixierungen am Körper oder an Gegenständen.
➤ Führen Sie die Übungen in gleichmäßigem Tempo und fließender Bewegung durch. Vermeiden Sie nach dem Auseinanderziehen ein »Zurückschnellen« des Tubes.
➤ Versuchen Sie bei allen Tube-Übungen die Handgelenke in natürlicher Verlängerung der Unterarme zu halten.
➤ Fassen Sie das Gummiband stets sicher und fest mit den Händen.
➤ Übungen mit dem eigenen Körpergewicht sollen immer von den Muskeln geführt und niemals geschwungen oder geschleudert ausgeführt werden.
➤ Berücksichtigen Sie Ihre individuelle Beweglichkeit und versuchen Sie nie mit Gewalt die Bewegungsweite während einer bestimmten Übung zu erhöhen. Eine Verbesserung Ihrer Beweglichkeit erreichen Sie durch regelmäßiges Stretching (siehe »Beweglichkeitstraining« ab Seite 95).
➤ Für eine Steigerung der Trainingsintensität erhöhen Sie zunächst die Wiederholungszahl pro Satz, gefolgt von einer Erhöhung der Satzzahl pro Übung und – bezüglich des Trainings mit Tubes – erst im letzten Schritt durch Wechsel auf eine stärkere Ausführung des entsprechenden Gummibandes.

Ausdauertraining

Um zu Beginn ein weit verbreitetes Missverständnis aus dem Weg zu räumen, soll betont werden, dass Ausdauer nicht gleich Kondition bedeutet, sondern vielmehr ein Teil davon ist. Der Begriff Kondition fasst die Bereiche Kraft, Ausdauer, Beweglichkeit, Schnelligkeit und Koordination zusammen. Ein Konditionstraining beinhaltet infolgedessen alle fünf Elemente, die entsprechend der Sportart unterschiedlich wichtig sind.
Die reine Ausdauerleistungsfähigkeit dagegen betrifft die Fähigkeit eine sportliche Belastung möglichst lange ohne Ermüdung durchzuführen oder einem ermüdungsbedingten Abbruch möglichst lange zu widerstehen. Unter dem Aspekt der Energiebereitstellung unterscheidet man *aerobe* und *anaerobe* Ausdauer. Von aerobem Ausdauertraining spricht man, wenn Sauerstoff in ausreichender Menge für die Verbrennung der Energieträger zur Verfügung steht. Dazu wird eine Trainingsintensität gewählt, bei der der Organismus fähig ist genügend frischen Sauerstoff über die Blutversorgung zu den verbrauchenden Organen (Muskulatur) zu transportieren und diesen zur Energiegewinnung heranziehen kann. Beim anaeroben Ausdauertraining ist die Sauerstoffzufuhr aufgrund erhöhter Belastung unzureichend, die benötigte Energie wird unter Produktion von Milchsäure (Laktat) bereitgestellt. In der Sportpraxis kommen oft beide Formen kombiniert vor.

Bedeutung des Ausdauertrainings für den Fitness-Sportler

Ausdauertraining ist unumstritten der wichtigste Faktor, wenn es darum geht »20 Jahre lang 40 Jahre alt« zu bleiben. Die Möglichkeiten des Trainings sind enorm. Etliche Sportarten bieten sich an, im Outdoorbereich zum Beispiel Radfahren, Joggen, Schwimmen oder Inline-Skaten und im Indoorbereich zum Beispiel Laufbandtraining oder Aerobic. Im Fitness-Studio stehen für jeden Sportler verschiedene Geräte zur Verfügung. Manche eignen sich besonders für Einsteiger oder Personen mit Beschwerden am Bewegungsapparat, andere wiederum fordern mehr heraus und eignen sich besonders für fortgeschrittene Fitness-Sportler. Was die meisten modernen Geräte gemeinsam haben, sind spezielle Vorrichtungen zur Pulskontrolle. Diese ist im Ausdauertraining sehr wichtig, da im Fitnessbereich für ein zielgerichtetes und erfolgreiches Üben eine individuelle Belastung notwendig ist. Die Steuerung der Belastung geschieht am einfachsten über den Trainingspuls. Zwar gibt es noch andere Methoden, wie zum Beispiel die Laktatkontrolle, diese sind aber bei weitem aufwändiger und stehen in Fitness-Studios nur sehr selten zur Verfügung.

Verbesserung der allgemeinen Fitness

Wer fit ist, ist körperlich und geistig in Form, wer fit ist, fühlt sich gut. Ausdauertraining hat viele positive Auswirkungen auf unseren Körper. Durch die Anpassungserscheinungen des Atmungssystems kommt man nicht so schnell aus der Puste, durch die verbesserte Durchblutung werden Körper und Gehirn besser mit Sauerstoff versorgt, durch die positive Veränderung der Herzarbeit, des Blutes und der Venentätigkeit arbeitet unser Herz ökonomischer und der Rückfluss des Blutes aus den Beinen gelingt besser. All das und noch viel mehr führt zur Verbesserung der allgemeinen Fitness. Durch Ausdauertraining verbessern wir die psychische und physische Widerstandsfähigkeit gegen lang anhaltende Belastungen – und das nicht nur im Sport, sondern auch bei der Arbeit, in der Freizeit und in der Familie.

Gewichtsreduktion

»Fatburner« ist das Stichwort, wenn es um Gewichtsregulation im Sinne von Fettverbrennung geht, also Abnehmen. Rund 40 Prozent der Bevölkerung gelten aus medizinischer Sicht als zu schwer. Die Klassiker im Fitness-Studio sind elektro- oder computergesteuerte Fahrräder, Treppensteiggeräte und Laufbänder. Fatburner-Training, als einer von vielen Wegen sein Gewicht zu reduzieren, dauert zwar etwas länger und Erfolge werden nicht von heute auf morgen sichtbar, parallel mit einer angepassten Ernährungsweise gilt es jedoch als eine der gesündesten und dauerhaftesten Methoden überschüssiges Gewicht loszuwerden – und das ohne Jo-Jo-Effekt. Aktives Fatburner-Training ist durch eine lang anhaltende, gleich bleibend intensive Ausdauerbelastung gekennzeichnet, bei der mehr als ein Sechstel der Gesamtmuskelmasse beansprucht wird. Die Energieversorgung erfolgt von Beginn an durch eine Kombination des Kohlenhydrat- *und* Fettstoffwechsels. Bei steigender Belastungsdauer nimmt der Anteil des Fettstoffwechsels zu und erreicht nach ca. 30 Minuten sein Höchstmaß.

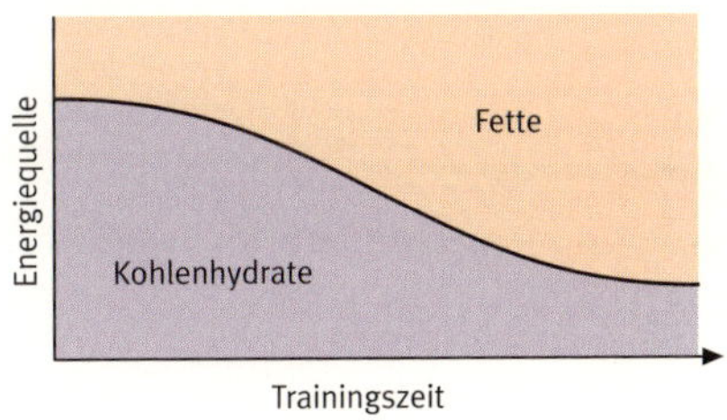

Verhältnis Kohlenhydrate und Fette

Gesundheitsvorsorge

Die Gesundheit ist unser wertvollstes Gut! Ausdauertraining ist eine hervorragende Möglichkeit den Körper mit seinen organischen und seelischen Regelkreisen auf einem hohen, gesundheitlich präventiven Niveau zu halten.

▮ Ausdauertraining verbessert die immunologische Abwehr: Man erkrankt weniger an banalen Infektionskrankheiten wie Schnupfen, Husten oder Grippe, welche nicht nur das Training an sich beeinträchtigen, sondern auch die Erfüllung alltäglicher Pflichten erschweren.

▮ Ausdauertraining kräftigt das Herz, senkt den Blutdruck und vermindert die Blutfettwerte. Dadurch verbessert sich die Ökonomie der Herztätigkeit und das Risiko an einer Herz-Kreislaufschwäche zu erkranken verringert sich drastisch.

▮ Ausdauertraining verändert das Verhältnis von LDL- und HDL-Cholesterin zu Gunsten des guten HDL-Cholesterins.

▮ Ausdauertraining lässt Ruhe- und Belastungspuls (bei gleicher körperlicher Leistung) absinken.

Zusammenfassung der wichtigsten positiven Effekte des gesundheitsorientierten Ausdauertrainings	
Herz, Blut und Venen	• allgemeine Vorbeugung von Herz-Kreislauf-Erkrankungen • Kräftigung des Herzens mit Absenkung des Ruhe- und Belastungspulses sowie Ökonomisierung der Herzarbeit • Absenkung eines erhöhten Blutdruckes, Erhalt der Gefäßelastizität • Verbesserter Rückfluss des Blutes aus den Beinen und Vorbeugung von Krampfadern • Verbesserung der Blutfettwerte und Vorbeugung gegen Arteriosklerose
Muskulatur	• Erhöhung der Widerstandsfähigkeit gegen Belastung in Beruf und Freizeit, Verbesserung der Ausdauerleistungsfähigkeit • verbesserte Durchblutung und Sauerstoffaufnahme • schnellere Regeneration nach Belastungen (zum Beispiel nach dem Krafttraining)
Stoffwechsel	• Verbesserung des Fettstoffwechsels und Gewichtsreduzierung • Verbesserung der Versorgung mit frischem Sauerstoff und Nährstoffen, Abtransport von Abfallstoffen aus unserem Körper, Vorsorge gegen »Orangenhaut«
Sonstiges	• Erhöhung des Energieverbrauchs, Optimierung des Verhältnisses von Kalorienaufnahme und -verbrauch • Abbau von Stresshormonen und allgemein beruhigende Wirkung • Steigerung des Wohlbefindens und Erhöhung des Selbstbewusstseins • Stärkung des Immunsystems und verbesserter Schutz gegen Infektionskrankheiten • Erhöhung der sexuellen Potenz

- Ausdauertraining verbessert die Versorgung der Organe und der Muskulatur mit Sauerstoff und lebensnotwendigen Nährstoffen und steigert die maximale Sauerstoffaufnahmefähigkeit.
- Ausdauertraining reduziert nachhaltig Stress und verhindert dessen typische Begleiterscheinungen wie Schlaflosigkeit, mangelnde Erholungsfähigkeit, Gereiztheit, Aggressivität und allgemeinen Abfall der Leistungsfähigkeit.
- Ausdauertraining verbessert die Atemökonomie bei allen Belastungen.
- Ausdauertraining wirkt sich günstig als präventive Maßnahme bzw. unterstützende Begleittherapie bezüglich Diabetes aus.

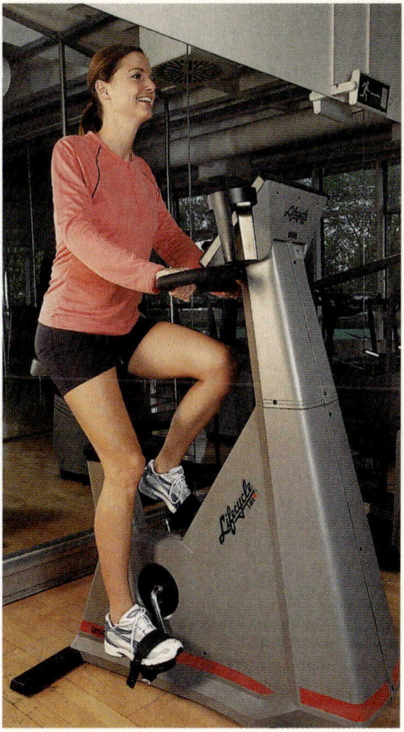

Mit einer aufrechten und entspannten Sitzhaltung trainiert man rückengerecht.

Ausdauertrainingsgeräte

Auch bei den Ausdauergeräten, oft Cardiogeräte genannt, gibt es unzählige Hersteller und nochmals so viele Varianten der einzelnen Typen. Sie werden vielleicht auf sehr »gewagte« Geräte treffen, welche eher ungewohnte Bewegungen imitieren, das Gros aber setzt sich aus Modellen zusammen, die sich seit vielen Jahren durchgesetzt und bewährt haben. Auf diese wollen wir uns hiermit auch beschränken.

Fahrradergometer

Fahrradergometer, auch Upright-Bikes genannt, sind die Klassiker unter den Cardiogeräten. Sie sind bezüglich des Bewegungsablaufes und der Trainingsintensität die einfachsten und am wenigsten anstrengenden Ausdauergeräte im Fitness-Studio. Durch die typische Trittbewegung (Pedalieren) eignen sich Fahrräder sehr gut, um die Oberschenkelmuskulatur zu formen. Je nach Bewegungstechnik kann man die Belastung auch etwas mehr auf die Gesäßmuskulatur verlagern. So stellen Sie die richtige Sattelhöhe ein: Setzen Sie sich auf das Fahrrad und stellen Sie die Ferse eines Beins auf das seitengleiche Pedal.

Das Bein sollte nun gestreckt sein und Sie können das Pedal erreichen, ohne dass Sie mit dem Gesäß auf die Seite rutschen müssen. Die Höhe des Lenkers stellen Sie nach Ihren persönlichen Vorlieben ein. Wollen Sie eher gemütlich und mehr aufrecht sitzen, stellen Sie die Lenksäule höher, wenn Sie eine sportliche Fahrweise bevorzugen etwas niedriger. Im Anschluss machen Sie sich mit dem Display vertraut oder lassen sich die vielen Knöpfe von einem Trainer erklären. Fitness-Einsteigern empfehle ich grundsätzlich ein Programm einzustellen, bei dem mit gleichmäßiger Geschwindigkeit ohne Intensitätswechsel trainiert werden kann. Durch den gleich bleibenden Rhythmus der Trittgeschwindigkeit (Umdrehungen pro Minute/upm) und des Widerstandes (Watt) kann man sich besser auf die Fahrtechnik und seinen Atemrhythmus konzentrieren. Erst wenn die Koordination von rhythmischer Atmung und korrekter Bewegung in Fleisch und Blut übergegangen ist, rate ich zu Trainingsprogrammen, bei denen Trittfrequenz und Widerstand je nach Voreinstellung computergesteuert variieren und das Training dadurch abwechslungsreicher wird.

Optimale Kraftübertragung durch richtiges Pedalieren

Die Tritt-Technik ist bei allen Modellen gleich, egal mit welcher Ausstattung das Fahrrad aufwarten kann. Profis nennen die Technik des Tretens »Pedalieren« und es funktioniert folgendermaßen: Als Erstes müssen Sie die Füße in die Riemen stecken, sodass der Fußballen auf den Pedalen aufliegt. Zurren Sie die Riemen nur so fest, dass sie einen festen Halt gewähren, Ihnen aber nicht das Blut abgeschnürt wird. Eine komplette Pedalumdrehung gliedert sich in vier einzelne Phasen, wobei jede in die andere »hineingleitet«:

1. In der höchsten Position des Fußes schieben Sie das Pedal mit dem Ballen nach vorn. Die Riemen verhindern hierbei ein Abrutschen des Fußes.
2. Treten Sie aktiv das Pedal nach unten. Dabei entsteht die größte Kraftentwicklung während einer ganzen Umdrehung.
3. Durch das Heben der Ferse schieben Sie nun mit dem Ballen das Pedal nach hinten durch.
4. In der letzten Phase wird das Pedal durch Zug nach oben in die Ausgangsposition zurückgebracht. Ohne Riemen ist diese Phase nicht möglich.

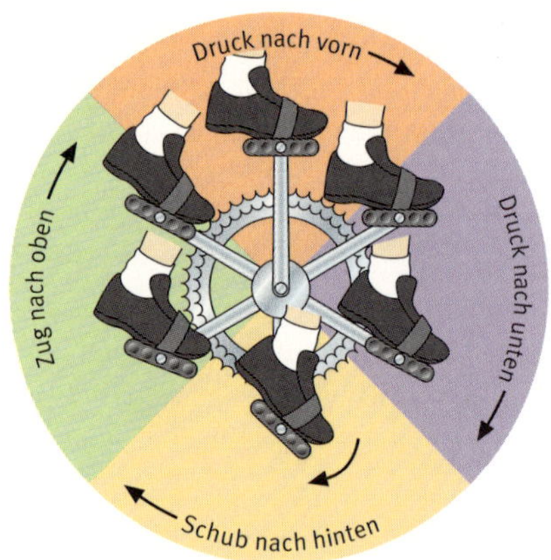

Der harmonische und runde Tritt, der durch das Pedalieren entsteht, ermöglicht einen effektiven Krafteinsatz und ein Training, bei dem die Beinstreck-, Beinbeuge-, die Waden- und Gesäßmuskulatur beansprucht werden. Lassen Sie sich Zeit beim Üben. Wenn's nicht gleich funktioniert, probieren Sie diese Technik anfangs mit einem Bein, während Sie das andere hängen lassen oder auf dem Rahmen des Fahrrades aufstellen.

Spezielle Trainingshinweise:

➤ Stellen Sie immer die richtige Sitz- und Lenkerhöhe ein, um somit ein knie- und rückengerechtes Training zu absolvieren.

➤ Kontrollieren Sie vor dem Aufsteigen die Standfestigkeit des Gerätes.

➤ Stellen Sie eine gefüllte Getränkeflasche in die dafür vorgesehene Halterung oder griffbereit in die Nähe des Fahrrades. Denken Sie an ein kleines Trainingshandtuch – in vielen Studios ist dies Pflicht. Wenn nicht, dann gehen Sie einfach mit gutem Beispiel voran.

➤ Halten Sie während des Trainings Ihren Rücken gerade, auch wenn dieser etwas vorgebeugt ist.

➤ Trainieren Sie effektiv und kraft-effizient durch richtiges Pedalieren.

➤ Beginnen Sie nicht mit der höchsten Trittfrequenz und brechen Sie das Training nicht abrupt ab. Steigen Sie mit etwas langsamerer Trittfrequenz und niedriger Wattzahl ein und lassen Sie das Training auf die gleiche Weise ausklingen.

➤ Halten Sie die Drehzahl nicht zu gering und die Wattzahl nicht zu hoch. Stimmen Sie beide Komponenten dahingehend ab, dass ein runder Tritt ermöglicht wird und Ihre persönliche Trainingsherzfrequenz eingehalten werden kann.

Liegefahrrad

Das Liegefahrrad, in der Fachsprache »Recumbent-Bike« genannt, unterscheidet sich nur bezüglich der Geometrie und der entsprechend veränderten Sitz-

Bequemes Fahren durch die Rückenlehne beim Recumbent-Bike

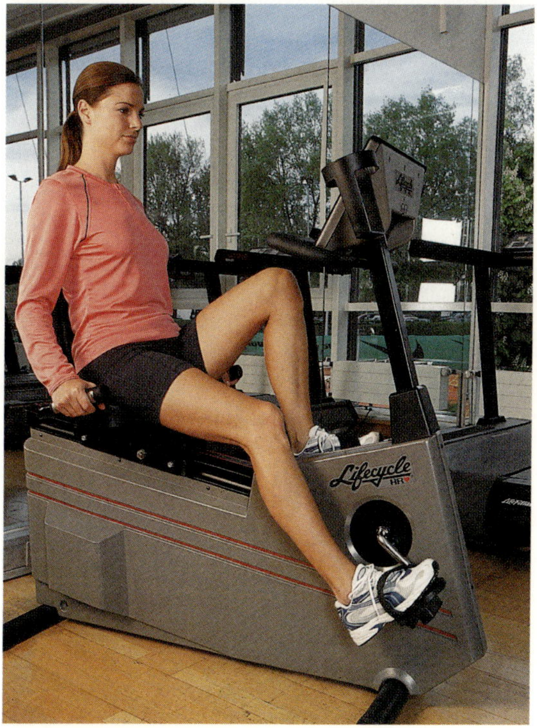

Gelenkschonendes Treppensteigen mit dem Stepper

position. Die Technik des Fahrrades und die des Pedalierens bleiben im Grunde genommen gleich. Durch die halbaufrechte Sitzposition des Fahrers sind die Beine beim Treten nach vorn ausgestreckt. Das führt dazu, dass der Belastungsgrad gegenüber den herkömmlichen Fahrradergometern etwas ansteigt, weil das Eigengewicht der Beine getragen werden muss. Positiver Nebeneffekt: Bei Personen mit Venenproblemen wird der venöse Rückfluss erleichtert. Die Lehne ermöglicht ein rückenentlastendes Training und ist deshalb für Menschen mit Problemen im unteren Rückenbereich oft bequemer. Die Einstellung des Sitzes geschieht in der horizontalen Ebene.

Treppensteiggerät

Ein Treppensteiggerät oder »Stepper« imitiert, wie der Name erkennen lässt, die Bewegung des Treppensteigens. Das Workout auf einem Stepper ist bei weitem gelenkschonender als das Treppensteigen auf einer normalen Treppe. Durch die flüssige Bewegung und die fehlende Stoßbelastung werden die Kniegelenke wenig beansprucht. Zum Vergleich: Beim normalen Treppensteigen verdoppelt sich im Schnitt die Gelenkbelastung gegenüber dem normalen Gehen auf der Straße, beim Treppabsteigen ist die Beanspruchung der Gelenke sogar um ein siebenfaches höher. Im Fitness-Studio geht es dagegen nur

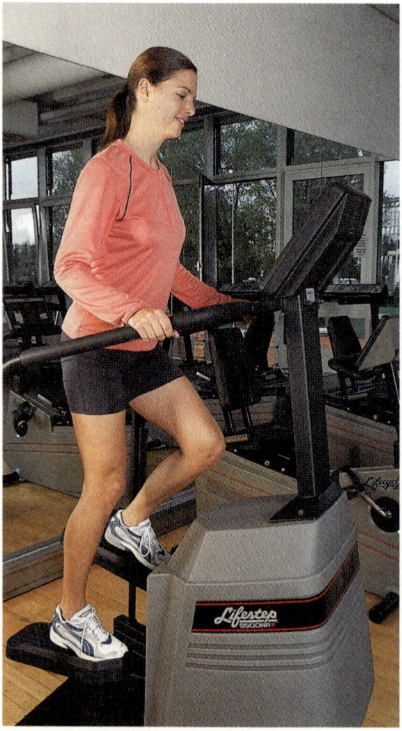

aufwärts, ohne wirklich irgendwo anzukommen. Die Bewegungstechnik ist bei allen Modellen die gleiche. Stellen Sie sich auf die Fußplattformen und machen Sie sich mit dem Display vertraut oder lassen Sie sich vom Trainer einweisen. Nachdem Sie Ihr Programm eingestellt haben, können Sie mit der Steigbewegung beginnen. Die Grundbewegung ist einfach. Belasten Sie in gleichmäßigem Rhythmus abwechselnd das eine und das andere Bein, indem Sie Ihr Gewicht verlagern. Zum Nach-unten-drücken des Pedalarmes die Plattform belasten, zum

Nach-oben-führen entlasten. Wenn Sie den kompletten Bewegungsradius des Pedalarmes ausnützen, kann es sein, dass es jeweils unten und oben einen kleinen Stoß gibt. Dies können Sie verhindern, wenn Sie Ihren Tritt kurz vorher stoppen und rechtzeitig auf das andere Bein wechseln.

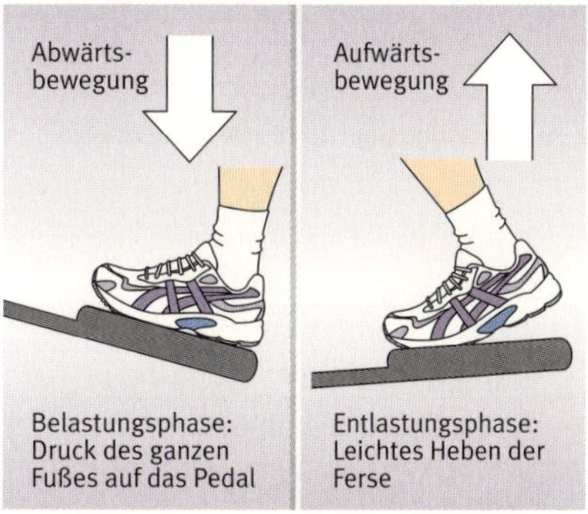

Das Gerät ist hervorragend geeignet die Po- und Oberschenkelmuskulatur zu straffen. Auch zur Vorbereitung auf Sportarten wie Skifahren, Bergsteigen oder Klettern ist es sehr hilfreich. Fangen Sie einfach mit 2 bis 3 Minuten an, steigern Sie die Trainingsdauer in kleinen Schritten von Woche zu Woche und bauen Sie somit kontinuierlich Kraft und Ausdauer auf.

Spezielle Trainingshinweise:

➤ Achten Sie immer auf einen stabilen und sicheren Stand auf den Trittflächen!

➤ Bleiben Sie während des Trainings aufrecht, um auch die Aktivität der Gesäßmuskeln zu nutzen. Beugen Sie sich nicht nach vorn und legen Sie sich mit Ihrem Oberkörper nicht auf den vorderen Griffbügel.

➤ Legen Sie Ihre Hände locker auf die Griffbügel. Fassen Sie dabei nicht zu fest zu. Der vordere und die seitlichen Griffbügel sind eigentlich nur dazu gedacht, die Balance besser zu halten, nicht jedoch, um sich mit seinem Körpergewicht abzustützen oder es abzulegen!

Richtige Steigtechnik beim Stepper

➤ Achten Sie auf eine achsengerechte Steigbewegung, bei der die Kniegelenke weder nach innen noch nach außen ausweichen.

➤ Versuchen Sie langfristig die gesamte Hubhöhe der Pedalarme (Steighöhe, Stufenhöhe) auszunutzen. Kleine, kurze oder schnelle und hüpfende Bewegungen belasten unnötig Ihre Wadenmuskulatur und Achillessehne. Durch die schnelle Bewegung erreichen Sie zwar eine enorme Steigfrequenz, der Kalorienverbrauch ist jedoch geringer.

Laufband

Auch Laufbänder (Treadmills) imitieren eine Alltagsbewegung. Sie ermöglichen es Ihnen zu walken oder zu joggen. Fast alle Geräte, die Sie in den Fitness-Centern finden, kann man durch Verstellen der Neigung bis auf 25 Grad auf »Bergauflaufen« einstellen. Viele haben seitlich verlaufende Griffschienen, die es gerade Einsteigern oder unsicher gehenden Personen erleichtern, sich auf dem Laufband zu bewegen. Da man auf

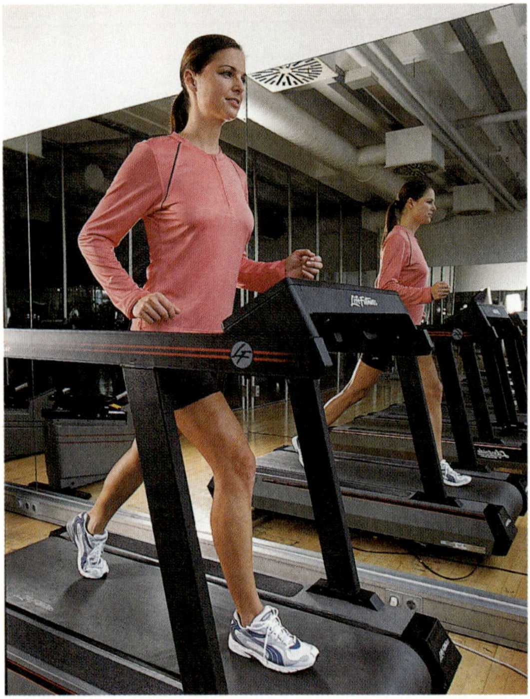

Beliebtes Trainingsgerät nicht nur für Läufer – das Laufband

Laufbändern nicht zwingend laufen muss, sondern auch gehen kann, sind sie auch für übergewichtige Personen oder Menschen mit Knieproblemen sehr gut geeignet. Die Geschwindigkeit des Bandes können Sie individuell auf Ihre Bedürfnisse einstellen oder nach Wahl ein voreingestelltes Laufprogramm absolvieren.

Die Bewegungstechnik ist nicht allzu schwer, dennoch kann man eine schlechte Figur machen, wenn man sich nicht konzentriert und dadurch ins Stolpern gerät. Gehen oder laufen Sie, wie Sie es vom Alltag her kennen.

Spezielle Trainingshinweise:

- Machen Sie sich vor Beginn des ersten Trainings mit dem Display und seinen Funktionen vertraut. Besonders erwähnenswert ist der »Stopp-Notknopf«, der an jedem vernünftigen Laufband vorhanden sein soll. Ist dies nicht der Fall oder sollte er nicht funktionstüchtig sein, machen Sie besser einen großen Bogen um das Gerät.
- Trainieren Sie niemals barfuß! Beachten Sie stets die korrekte Lauftechnik, um langfristig Überlastungserscheinungen zu vermeiden. Für regelmäßiges Training sollten Sie sich vernünftige Laufschuhe anschaffen. Eine Beratung im Fachhandel ist empfehlenswert.
- Als Laufband-Einsteiger sollten Sie zuerst eine sichere Walkingtechnik erlernen, bevor mit dem Joggen begonnen wird. Somit trainieren Sie nicht nur schrittweise Ihr Herz-Kreislauf-System, sondern bewegen sich mit einem sicheren Gefühl, wenn es an höhere Laufgeschwindigkeiten geht.
- Die Griffschienen dienen dazu, Ihnen am Anfang die Balance zu erleichtern. Lassen Sie sie jedoch los, sobald Sie Ihren Rhythmus gefunden haben. Durch mitschwingende Arme kann die Bewegung natürlicher gestaltet werden.

Cross- oder Ellipsentrainer

Eine relativ neue Generation an Cardiogeräten stellen die Cross- und Ellipsentrainer dar. Durch den zusätzlichen aktiven Einsatz der Arm-, Schulter- und Rumpfmuskulatur ermöglichen sie ein umfassendes Ganzkörpertraining. Je nach Konstruktion werden dabei Step- oder Walkingbewegungen mit dem Einsatz der Arme kombiniert. Bei vielen Modellen entstehen dabei elliptische Bewegungsbahnen der Beine, was für die Muskulatur ungewohnte und deshalb besonders intensive Trainingsreize darstellt. Manche Geräte bieten die Möglichkeit, die Arme auf einen mittig montierten separaten Bügel abzulegen, sodass sie in das Training nicht miteinbezogen werden müssen. Man kann also während der Trainingseinheit zwischen beiden Varianten wechseln, einmal mit, einmal ohne Oberkörpereinsatz.

Aufgrund der im Alltag gänzlich fehlenden elliptischen Bewegungsform ist es empfehlenswert, die Bewegung langsam und zu Beginn ohne Armeinsatz zu erlernen. Stellen Sie sich mit den Füßen auf die Plattformen und folgen Sie einfach der vorgegebenen Bewegungsbahn. Man kann nicht viel verkehrt machen, wenn man auf einen sicheren Stand achtet und langsam beginnt. Gewöhnen Sie sich an diese fließenden Bewegungen und finden Sie Ihre günstigste Trainingsposition durch kleine Veränderungen Ihres Körperschwerpunktes nach vorn oder hinten. Wenn Sie die Beinbewegung sicher beherrschen, versuchen Sie, soweit gerätetechnisch möglich, die Arme mit einzubeziehen.

Spezielle Trainingshinweise:

- Bedenken Sie bitte, dass Ellipsentrainer gewöhnlich keinen Freilauf haben! In der Praxis bedeutet dies, dass die Bewegung nicht abrupt gestoppt werden kann, sondern langsam auslaufen muss. Testen Sie diesen Mechanismus zu Beginn und üben Sie einige Male das An- und Auslaufen, bevor Sie mit dem tatsächlichen Workout beginnen.
- Garantieren Sie stets einen sicheren Stand auf den Pedalen!
- Wählen Sie die Griffhöhe der Hände so, dass eine volle Bewegungsfreiheit für die Arme ermöglicht wird. Die Arm-

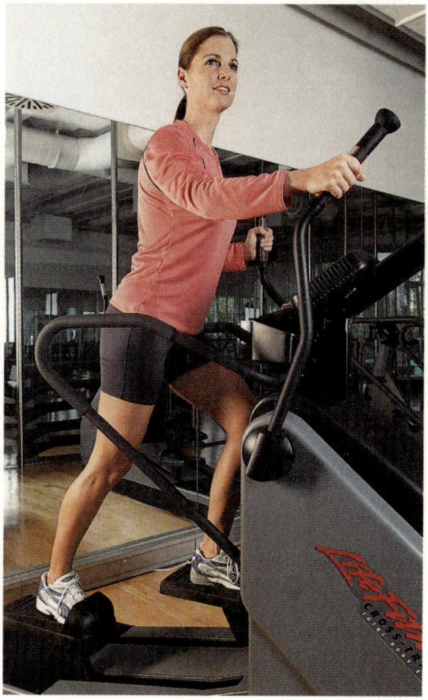

Ganzkörpertraining durch den kraftvollen Einsatz der Arme beim Ellipsentrainer

bewegungen sollten jedoch nicht so übermäßig groß sein, dass im Becken- oder Rückenbereich Ausweichbewegungen stattfinden.

➤ Die meisten Ellipsentrainer ermöglichen auch Rückwärtsbewegungen, die in voreingestellte Trainingsprogramme eingebaut sind. Dies bedeutet eine völlig neue Koordinationsanforderung für den Trainierenden. Üben Sie auch diese Bewegung, bevor das tatsächliche Workout beginnt. Haben Sie dabei Beschwerden oder Schmerzen zum Beispiel in den Kniegelenken, verzichten Sie einfach auf die Rückwärtsbewegung!

Rudergerät

Rudern im Trockenen mag man oder nicht. Das Prinzip der verschiedenen Rudergeräte ist immer das Gleiche. Der Körper wird in horizontaler Richtung bewegt, das Körpergewicht immer von einem Rollsitz getragen. Die Bewegung besteht aus kräftigen Zugphasen, die von den Beinen eingeleitet, über den Rumpf fortgeleitet und letztlich von den Armen komplettiert werden. Die Trainingsintensität steuern Sie durch den Widerstand des Zugkabels, an dessen Ende ein Griff befestigt ist. Mit der rhythmischen Abstimmung von Arm-, Oberkörper- und Beinbewegungen entsteht die typische Ruderbewegung. Einsteiger sollten die erforderliche Koordination zunächst bei sehr geringer Belastung und langsamem Bewegungstempo schulen. Dabei erfolgt zuerst das Wegdrücken der Beine mit leicht nach vorn geneigtem Oberkörper und ausge-

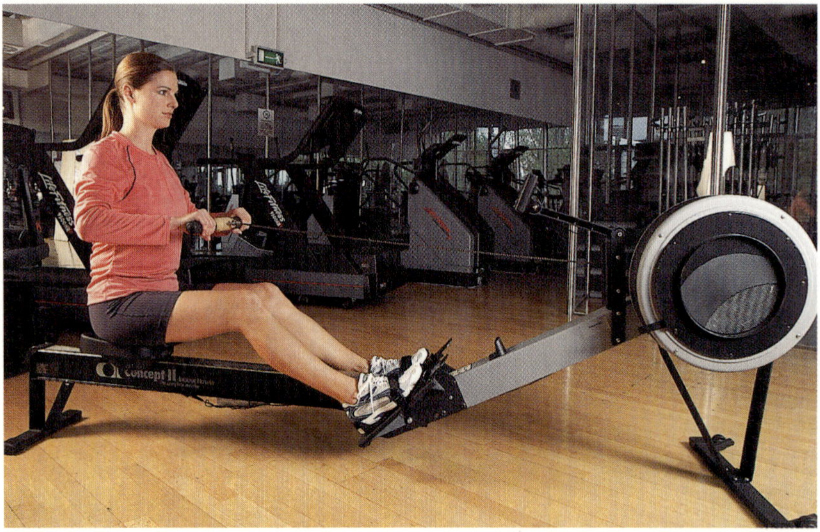

Das Rudergerät kräftigt Rücken, Arme und Beine.

streckten Armen. Beim Durchzug, also in der letzten Phase der Beinbewegung, erfolgt das Aufrechtstellen des Körpers mit gleichzeitigem Heranziehen des Bügels mit den Armen in die Höhe des Brustbeines. An jede Zugphase schließt sich eine Entspannungsphase an, in der Sitz und Griffbügel zurück in die Ausgangsposition gebracht werden. Die Schwierigkeit besteht beim kontrollierten Abstimmen des Krafteinsatzes in den verschiedenen Bewegungsphasen. Am Ende sollte auf jeden Fall eine »runde« Bewegung entstehen.

Spezielle Trainingshinweise:

- Halten Sie stets den Rücken gerade!
- Bewegen Sie den Rollsitz während des Trainings nur so weit nach vorn, wie die Füße vollen Kontakt auf den Plattformen halten können. Heben sich die Fersen ab, sind die Kniegelenke bereits zu weit angewinkelt.
- Beim Durchzug der Beine sollen die Kniegelenke keinesfalls durchgestreckt werden!
- Beim Heranziehen des Bügels zum Oberkörper bleiben die Handgelenke in Verlängerung der Unterarme, die Hände nicht »einrollen«.
- Da beim Rudern viele Muskelgruppen teilweise stark beansprucht werden und fehlerhafte Technik den Rücken und die Kniegelenke belastet, sollten dieses Gerät nur fortgeschrittene Fitness-Sportler in ihr Training einbeziehen. Wenn Sie als Einsteiger dieses Gerät dennoch bevorzugen, sollten Sie die Technik auf jeden Fall korrekt beherrschen und regelmäßig von einem geschulten Trainer kontrollieren lassen.

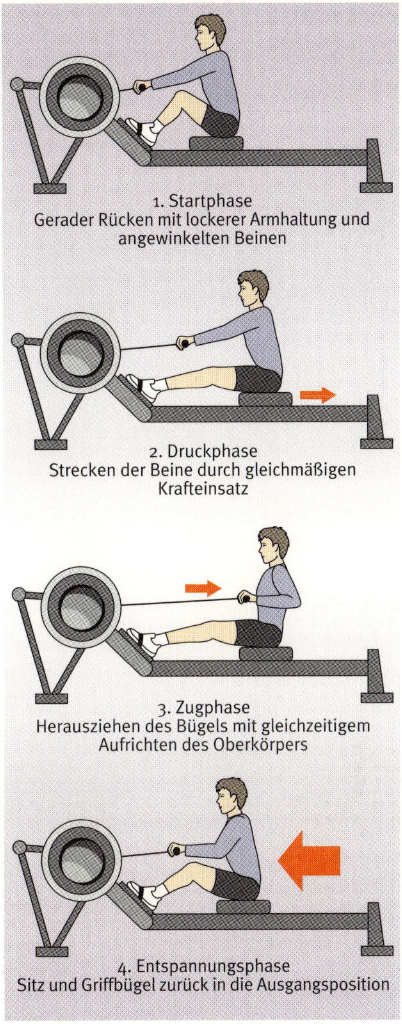

Die 4 Phasen der Bewegung beim Rudern

Ausdauertraining im Studio – so funktioniert's!

Wählen Sie für Ihr Training ein Gerät, dass Ihrem Leistungsniveau und Ihren persönlichen Voraussetzungen entspricht, sodass Sie lange Freude daran finden und erfolgreich trainieren können. Die folgenden Informationen gelten für den Breiten-, Gesundheits- und Fitness-Sport.

Trainingsmethoden

Dauermethode

Charakteristisch für die Dauermethode ist eine lang anhaltende und gleich bleibende Belastung ohne Pause während einer Trainingseinheit. Sie trainieren demnach eine bestimmte Zeit auf einem Ausdauergerät und verändern weder die Tritt-, Steig- oder Schrittfrequenz noch den Widerstand (Wattzahl).

Intervallmethode

Die Intervallmethode ist gekennzeichnet durch einen systematischen Wechsel von Belastungs- und Erholungsphasen während einer Trainingseinheit. Demnach trainieren Sie auf einem Ausdauergerät, indem Sie nach der Aufwärmphase die Trainingsintensität systematisch erhöhen und nach einigen Minuten wieder senken. Dies geschieht zum Beispiel durch den Wechsel von schnellen und langsameren Laufphasen oder durch die rhythmische Erhöhung und Senkung der Wattzahl.

Die Erholung in den Belastungspausen wird durch die Pulsfrequenz gesteuert. In diesem Zusammenhang fällt der Begriff »lohnende Pause«.

In der lohnenden Pause sinkt die Herzfrequenz auf etwa 120 Schläge/Minute. Man könnte dies mit einer Teilerholung definieren. Danach erfolgt die nächste Belastungsphase, in der der Trainingspuls wieder ansteigt.

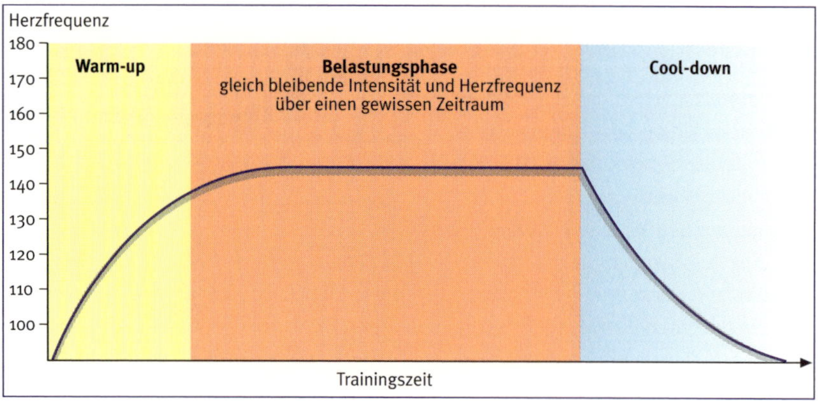

Ausdauertraining nach der Dauermethode mit seinen 3 Phasen Warm-up, Hauptteil, Cool-down

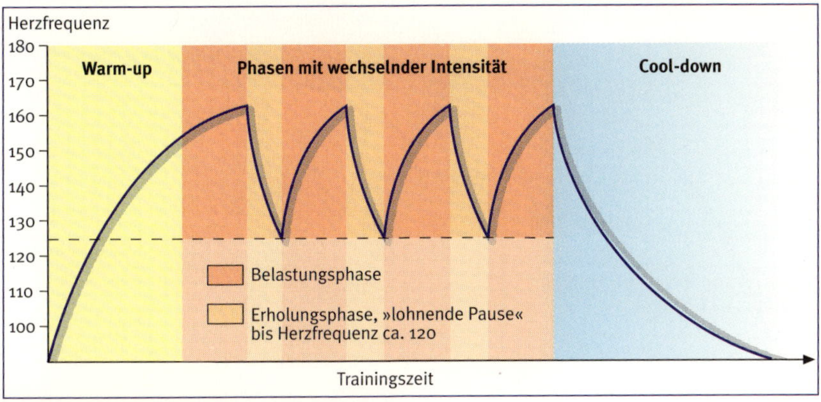

Extensives Intervalltraining mit Belastungs- und Erholungsphasen und »lohnenden Pausen«

Die Länge der lohnenden Pause ist bei jedem Trainierendem unterschiedlich. Je nach Intensität der Belastungsphase und des persönlichen Trainingszustandes schwankt sie zwischen 60 Sekunden und 5 Minuten. Die Pause ist umso kürzer, je besser der Trainingszustand und je niedriger die Intensität der Belastungsphase ist.

Betrachtet man die Intensität während des Trainings nach der Intervallmethode unterscheidet man die *extensive* und die *intensive* Methode. Das extensive Intervalltraining zeichnet sich durch einen hohen Umfang und eine relativ geringe Intensität aus. Sie ist im Fitness- und Gesundheitssport von größerer Bedeutung als die intensive Methode und eignet sich hervorragend als Ergänzung zur Dauermethode. Die intensive Intervallmethode ist durch einen relativ geringen Umfang mit hoher Intensität gekennzeichnet.

Crossmethode

Crosstraining bedeutet ganz einfach ausgedrückt »gekreuztes Training«. Dabei wird das Ausdauertraining systematisch auf zwei oder mehrere unterschiedliche Geräte verteilt. Das hat den Vorteil, dass das Training nicht eintönig wird und mehrere, dem jeweiligen Gerät entsprechende Muskelgruppen und Gelenke beansprucht werden. Beim Training nach der Crossmethode teilt man sein Ausdauerprogramm quasi in kleine Häppchen auf. Beachten Sie, dass der Wechsel von einem zum anderen Gerät zügig geschieht, sodass der Puls nicht unter 120 Schläge pro Minute absinkt. Auf den einzelnen Geräten, welche Sie beim Crosstraining verwenden, können Sie dann wieder nach der Dauer- oder Intervallmethode trainieren (siehe Grafik auf Seite 88).

Crosstraining nach der Intervallmethode und einem Gerätewechsel

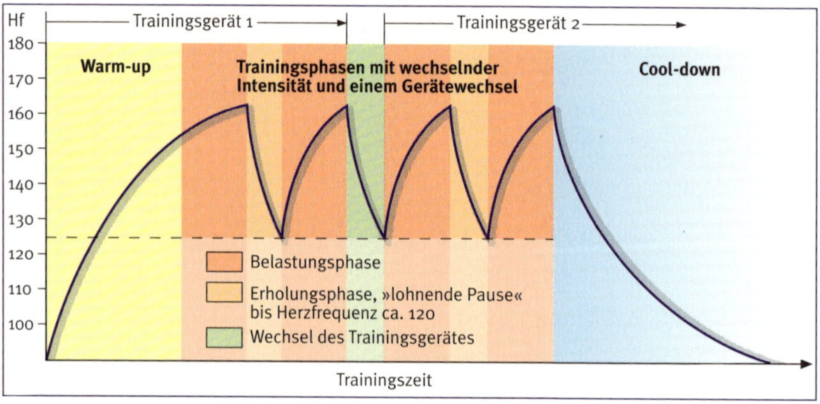

Herzfrequenz und Training

Anhand der Herzfrequenz, also der Anzahl der Herzschläge pro Minute, steuern wir unsere Belastung innerhalb der verschiedenen Ausdauertrainingsmethoden. Über die Kontrolle der Herzfrequenz optimieren wir unsere persönliche Trainingsintensität, sodass wir unser Ziel sicher und ohne Überlastungserscheinungen erreichen können.

Ruheherzfrequenz (RHF)

Die Ruheherzfrequenz oder der Ruhepuls gibt die Anzahl der Herzschläge pro Minute während absoluter körperlicher Ruhe an. Die RHF ist am besten am Morgen unmittelbar nach dem Aufwachen zu bestimmen. Sie kann auch Maßstab des Fitnesszustandes eines Sportlers oder Nichtsportlers sein. Je niedriger der Ruhepuls, desto besser die allgemeine Fitness.

Trainingsherzfrequenz (THF)

Die Trainingsherzfrequenz oder der Trainingspuls bezeichnet die Anzahl der Herzschläge pro Minute während des Trainings. Je nach Zielsetzung des Fitness-Sportlers variiert die Empfehlung für die Höhe des Trainingspulses. Er wird allgemein in Prozent angegeben und orientiert sich stets an der persönlichen maximalen Herzfrequenz.

Maximale Herzfrequenz (MHF)

Sie nennt die theoretische Anzahl der Herzschläge, zu der ein gesundes Herz maximal fähig ist. In der Praxis ist es für unsere Zwecke natürlich nicht sinnvoll an die maximale Grenze zu gehen.
Die MHF (oft wird sie auch als Hfmax bezeichnet) benötigen wir jedoch, um unsere Herzfrequenz und unseren Herzfrequenz-Zielbereich während des Trainings zu bestimmen. Mit folgender Formel kann jeder seine maximale Herzfrequenz bestimmen:

220 minus Lebensalter = MHF

Rechenbeispiel:
Die maximale Herzfrequenz für eine 35-jährige Person beträgt:

220 minus 35 = 185

Dieser Wert wird nun zur Berechnung der THF herangezogen. Wird zum Beispiel eine Trainingsherzfrequenz von »60 Prozent der MHF« empfohlen, beträgt der Wert 111 Schläge pro Minute. Während des Ausdauertrainings wird es Ihnen aber schwer gelingen, haargenau diesen Wert zu halten. Dies ist kein Grund zur Besorgnis, sondern hat vielmehr mit den natürlichen Schwankungen des Pulses während des Trainings zu tun. Aus diesem Grund wird Ihnen Ihr Fitnesstrainer nicht nur eine Zahl als Richtwert geben, sondern zwei, zwischen denen Sie Ihre Herzfrequenz halten sollen.

Herzfrequenz-Zielbereich (HFZB)

Dieser legt den individuell geeigneten Bereich zwischen niedrigster und höchster Schlagzahl für das Ausdauertraining fest. Er variiert je nach Trainingsziel, Alter und Fitnesszustand. Wird zum Beispiel für unsere 35-jährige Person ein Trainingspuls zwischen 60 und 70 Prozent empfohlen, erhalten wir einen HFZB von 111–130 Schlägen pro Minute. Unser Proband müsste also die Parameter (Geschwindigkeit und/oder Watt) an seinem Trainingsgerät so einstellen, dass er in diesem Bereich trainieren kann.

Trainingspuls in Abhängigkeit vom Alter und der maximalen Herzfrequenz

Alter in Jahren	MHF pro Minute	60 % der MHF= THF	65 % der MHF= THF	70 % der MHF= THF	75 % der MHF= THF	80 % der MHF= THF	85 % der MHF= THF
20	200	120	130	140	150	160	170
25	195	117	127	137	146	156	166
30	190	114	124	133	143	152	162
35	185	111	120	130	139	148	157
40	180	108	117	126	135	144	153
45	175	105	114	123	131	140	149
50	170	102	111	119	128	136	145
55	165	99	107	116	124	132	140
60	160	96	104	112	120	128	136
65	155	93	101	109	116	124	132
70	150	90	98	105	113	120	128

Zur Erleichterung Ihrer individuellen Berechnungen können Sie auch die Tabelle auf Seite 89 heranziehen.

Herzfrequenz-Zonen und Trainingsziele

Mit der unten stehenden Tabelle verschaffen Sie sich einen Überblick, inwieweit die Herzfrequenz mit Ihrem Trainingsziel zusammenhängt. Nehmen Sie diese Informationen als Anhaltspunkt, um das eigene Ausdauerprogramm bezüglich der Trainingsintensität zu steuern. Machen Sie nicht den Fehler vieler Fitness-Sportler, die oft und viel zu schnell bis an ihre Grenzen trainieren. Nur Kontinuität wird Sie ans Ziel bringen. Wer entsprechend seinem individuellen Leistungsvermögen trainiert, bleibt über lange Zeit am Ball. Am Ende jeder Trainingseinheit ist es das Beste, wenn man das Gefühl hat, noch eins »draufsetzen« zu können. Wenn Sie also nach dem Training dieses Gefühl haben, liegen Sie genau richtig.
Die einzelnen Herzfrequenz-Zonen sind nicht so strikt voneinander zu trennen, wie es durch einen einfachen Querstrich durch die Tabelle unten gemacht wurde. Die deutliche Trennung dient nur dem besseren Überblick, in der Praxis gehen alle Zonen ineinander über. Weiterhin kann für einen absoluten Beginner die Einsteigerzone gleichzeitig auch die Herz-Kreislauf-Zone bedeuten, da dieser ja schließlich erst mit dem Training beginnt und somit jede ausdauersportliche Betätigung für ihn ein Herz-Kreislauf-Training darstellt.

Richtiges Abstimmen der Herzfrequenz in Verbindung mit Trainingszielen und Leistungsstadium

Trainingsziel	Herzfrequenz-Zone	HFZB	Zielgruppe
Einstieg in das Grundlagentraining	Einsteigerzone	40–50% MHF	Einsteiger
Fatburner-Training, Aufbau der Ausdauerleistung (Grundlagenausdauer)	Fettverbrennungszone	50–60% MHF	Einsteiger, übergewichtige Personen
Fatburner-Training, Stabilisierung der Ausdauerleistung, Anhebung des Leistungsniveaus	Gesundheitszone	60–70% MHF	Geübte
Weitere Anhebung des Leistungsniveaus und Stärkung des Herz-Kreislauf-Systems	Fitness- oder Herz-Kreislaufzone	70–85% MHF	Geübte, Fortgeschrittene

Fatburner-Training

Experten waren jahrelang der Meinung, dass man in der Fettverbrennungszone tatsächlich am meisten Fett verbrennt. Dies hat sich mittlerweile als falsch erwiesen. Zwar stimmt es, dass der Körper bei gemäßigten ausdauerorientierten Belastungen Fettzellen als Energieträger heranzieht und somit verbrennt und dass je höher unsere Trainingsintensität ist, wir *weniger* Fett im Verhältnis zu den Kohlenhydraten verbrennen, aber es steht zweifelsfrei fest, dass wir weit mehr Fett verbrennen, wenn wir uns mehr anstrengen, uns also in der so genannten Herz-Kreislauf-Zone bewegen. Das liegt ganz einfach daran, dass unser Gesamtenergieverbrauch deutlich ansteigt und somit auch die Gesamtmenge der verbrauchten Fette höher ist. Dazu ein paar Zahlen: Wenn eine 70 kg schwere Person 60 Minuten lang mit einer Geschwindigkeit von 8 km/h auf dem Laufband unterwegs ist, verbraucht sie 420 kcal. Wenn die gleiche Person ihre Trainingsintensität steigert, indem sie ihre Geschwindigkeit auf 12 km/h - erhöht, verbraucht sie 850 kcal. Wenn wir in unserem Beispiel komplizierte trainingswissenschaftliche Aspekte außer Acht lassen, können wir durch den deutlich erhöhten Gesamtenergieverbrauch davon ausgehen, dass auch der verbrauchte Fettanteil deutlich zugenommen hat. Die angehobene Trainingsintensität kommt für uns jedoch erst in Betracht, wenn wir ein entsprechendes Fitnessniveau erreicht haben. Geübte und fortgeschrittene Sportler profitieren also von einem erhöhten Fettverbrauch bei intensiverem Training. Einsteiger werden das hohe Tempo nicht lange durchhalten und müssen sich selbstverständlich erst durch kontinuierliches Training einen bestimmten Ausdauer-Level antrainieren. Beginner haben mehr davon, wenn sie ein langsameres Tempo

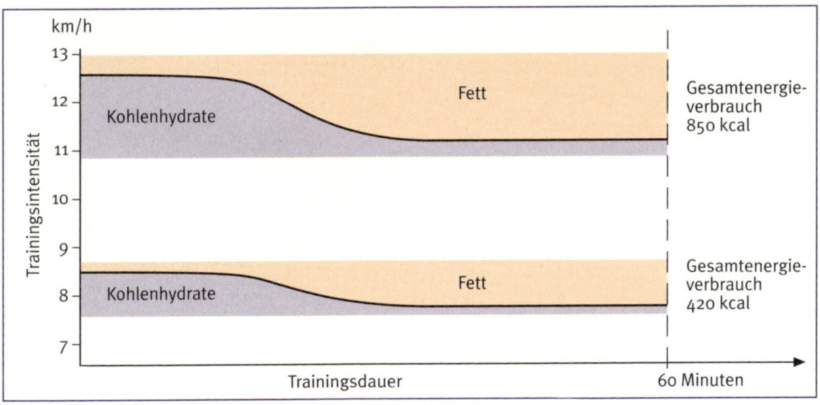

Erhöhter Fettverbrauch am Beispiel einer 70 kg schweren Person bei gesteigerter Trainingsintensität (nur für Geübte und Fortgeschrittene)

vorlegen, dafür länger durchhalten und auf diese Weise mehr Kalorien verbrennen. Die Grafik auf Seite 91 verdeutlicht den eben erwähnten Zusammenhang.

Gut zu wissen!
Die allgemeine Empfehlung eines optimalen Fatburner-Trainings bei 50 bis 60 Prozent der MHF und langer Trainingsdauer gilt nach wie vor für den ungeübten oder leicht fortgeschrittenen Fitness- und Gesundheitssportler. Das gleiche gilt für Übergewichtige oder solche mit orthopädischen Beschwerden. Nähert sich der gesunde Trainierende jedoch mehr und mehr dem Fortgeschrittenenstadium, profitiert er von einer vermehrten Fettverbrennung, wenn er seinen Gesamtumsatz steigert, indem er sein Training bezüglich Häufigkeit, Dauer und Intensität in genannter Reihenfolge erhöht.

Das richtige Tempo finden

Nachdem Sie sich nun für ein Trainingsgerät entschieden haben, bestimmt auch schon Ihr Trainingsziel kennen und ein bisschen über den Trainingspuls gelesen haben, wird es Zeit loszulegen und zu erfahren, wie Sie feststellen können, ob Sie denn das »richtige Tempo« halten.

Kontrolle über die Herzfrequenz

Im Fitness-Studio haben sich als günstigste Möglichkeit den Trainingspuls genau zu bestimmen, batteriebetriebene Instrumente in Form von Brustgurten, Ohrclips oder in Ausdauergeräte integrierte Handgriffmessgeräte bewährt. Natürlich ist es auch möglich seine Herzfrequenz an der Halsschlagader zu messen. Dazu geht man folgendermaßen vor: Zuerst mit Zeige- und Mittelfinger die pulsierende Schlagader ausfindig machen, dann 15 Sekunden lang die Schläge zählen und den Wert mit vier multiplizieren.
Diese Methode eignet sich allerdings nur im Liegen, Sitzen oder ruhigen Stehen. Bei der sportlicher Betätigung schleichen sich schnell Zählfehler ein, die das Ergebnis erheblich verfälschen können. Deshalb sind elektrische Pulsmessgeräte sehr sinnvoll. Die Industrie hat mittlerweile eine Fülle von Pulsmessgeräten

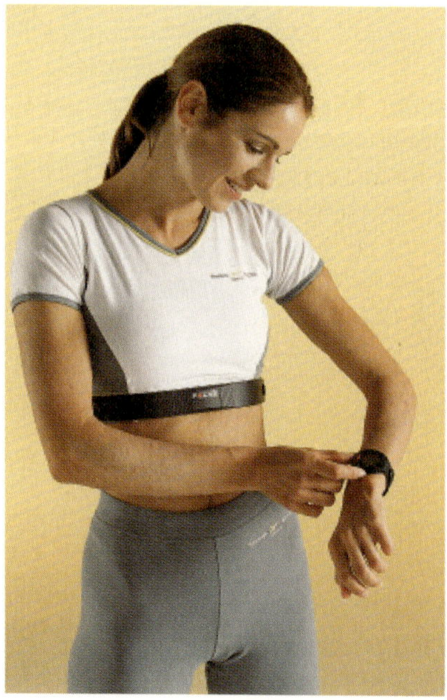

Kontrolle der Herzfrequenz mit einer Pulsuhr

auf den Markt gebracht. So kann man in fast allen Sportartikelgeschäften, Kaufhäusern oder Apotheken geeignete Produkte in allen Preisklassen finden. Sehr beliebt und gleichzeitig präzise ist ein Brustgurt in Verbindung mit einer Uhr, welche am Handgelenk getragen wird. Die Übermittlung der Messdaten vom Brustgurt zur Uhr geschieht drahtlos und liefert in jeder sportlichen Situation verlässliche Werte.

Kontrolle durch den Redetest

Beim Rede- oder Sprechtest stellen Sie fest, ob Sie sich während des Trainings mühelos unterhalten können. Besser als ein Selbstgespräch ist natürlich der Gedankenaustausch mit einem Trainingspartner, der auf einem benachbarten Gerät ins Schwitzen kommt. Wenn Sie den Rede- oder Sprechtest durchführen, sollten Sie das Gefühl haben, dass Ihr Training zwar anstrengend ist, jedoch nur in solch einem Maße, dass Sie noch zusammenhängende und verständliche Sätze herausbringen. Wenn Sie alle zwei Wörter nach Luft schnappen müssen, haben Sie Ihre Trainingsintensität wohl etwas zu hoch gewählt!

Kontrolle über das subjektive Anstrengungsgefühl

Mit dem so genannten RPE-Test (Rating of perceived exertion) überprüfen Sie Ihr subjektives Anstrengungsgefühl. Dazu können Sie mit einer Skala von 1 bis 10 beurteilen, welchen Grad die momentane Anstrengung besitzt. Eine 1 würde dann bedeuten, dass das Training überhaupt nicht anstrengend ist. Wenn Sie sich eine 10 geben, hätten Sie das Gefühl, dass Sie bei den nächsten zwei Schritten oder Umdrehungen von den Socken fallen und zusammenklappen. Steuern Sie die Trainingsintensität über die Lauf- oder Trittgeschwindigkeit oder über den Widerstand des Gerätes so, dass sie zwischen 5 und 7 liegt. Berücksichtigen Sie dabei Ihre Atmung, die Schwere Ihrer Beine, den Herzschlag und weitere Faktoren – eben alles, was zu Ihrem Gefühl der Anstrengung beiträgt. In jedem Fall sollten Sie sich während der Belastung wohl fühlen!

Allgemeine Hinweise zum Ausdauertraining

➤ Ein Trainingsbeginn ist in jedem Alter möglich, ab dem 35. Lebensjahr empfiehlt sich jedoch eine sportärztliche Untersuchung.

➤ Verzichten Sie bei Infektionskrankheiten auf Ausdauersport. Nach dem Abklingen einer Krankheit kann das Training individuell dosiert wieder aufgenommen werden.

➤ Üben und verinnerlichen Sie die speziellen Bewegungstechniken, welche für ein verletzungsfreies Training an den Cardiogeräten wichtig sind, bevor Sie die Trainingsintensität erhöhen.

➤ Trainieren Sie mit einem Herzfrequenz-Messgerät. Bedenken Sie, dass

Medikamente den Herzschlag und den Blutdruck beeinflussen können. Lassen Sie sich bei Bedarf von Ihrem Arzt untersuchen und beraten.

➤ Orientieren Sie sich an Ihrem persönlichen Herzfrequenz-Zielbereich (HFZB). Einsteiger sollten sich stets am unteren Ende der Skala für die empfohlenen Werte befinden. Erhöhen Sie erst im Laufe von einigen Wochen zunächst die Trainingsdauer und dann die Intensität nach Ihrem subjektiven Empfinden sanft und in kleinen Schritten in Richtung des oberen Wertes.

➤ Trainieren Sie stets so, dass es Ihnen Spaß macht. Dies betrifft die Auswahl des Gerätes genauso wie die Trainingsintensität.

➤ Richten Sie die Trainingsdauer auf Ihre persönlichen Möglichkeiten und Trainingsziele aus. Sie müssen nicht immer sehr lange Übungseinheiten absolvieren. Ein 10-minütiges tägliches Training bringt mehr Vorteile als ein 60-minütiges nur alle 2 Wochen. Trainieren Sie also regelmäßig! Größere Trainingspausen über mehrere Wochen führen rasch zu einer Verringerung des Leistungsniveaus.

➤ Atmen Sie regelmäßig! Finden Sie Ihren persönlichen Rhythmus, der bei jedem Gerät unterschiedlich sein kann.

➤ Verzichten Sie auf den typischen »Endspurt«! Hierbei werden unerwünscht hohe Milchsäurewerte produziert, wodurch die Regenerationszeit wesentlich verlängert wird. Bezüglich des Trainingsaufbaus informieren Sie sich bitte auch im Kapitel »Die Trainingseinheit« ab Seite 108.

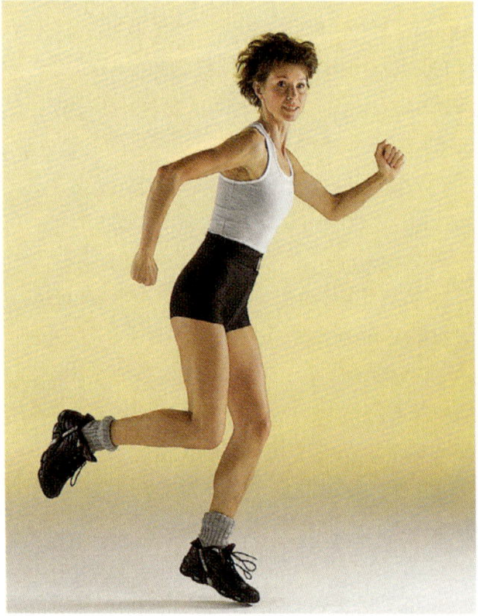

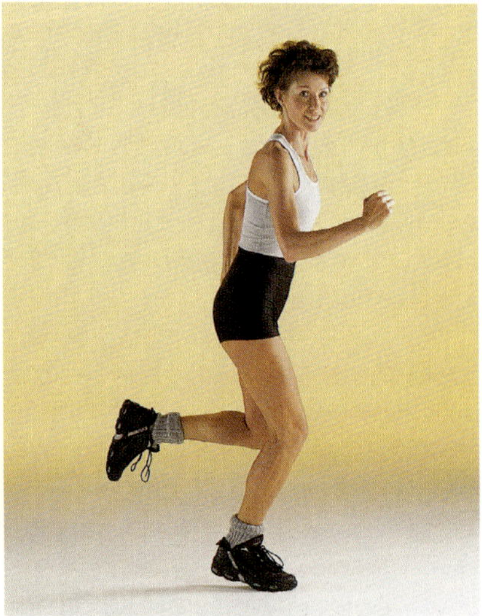

Nicht nur an den Geräten wie dem Stepper oder dem Laufband können Sie Ihre Ausdauer schulen, sondern auch in den angebotenen Aerobic-Kursen.

Beweglichkeits-training

Stretching, Dehnen, Beweglichkeitstraining – das alles sind Begriffe, mit denen man im Fitness-Sport und mittlerweile in vielen anderen Sportarten im Grunde genommen ein und dasselbe meint. Auch im Verlauf dieses Kapitels sollen die verschiedenen Begiffe als Synonyme verwendet werden.

Beweglichkeitstraining beschreibt ganz allgemein eine Trainingsform, mit der unsere Gelenkigkeit (die Gelenke betreffend) und Dehnungsfähigkeit (die Muskeln, Sehnen und Bänder betreffend) erhalten oder verbessert werden soll.

Bedeutung des Beweglichkeitstrainings für den Fitness-Sportler

Die Beweglichkeit ist elementare Voraussetzung für eine qualitativ gute Bewegungsausführung. Dies gilt natürlich für den Fitnessbereich genauso wie für den Alltag. Eine gute Beweglichkeit, die man sich während der sportlich aktiven Jahre erhält oder sogar verbessert, begleitet uns bis ins hohe Alter.
Im Fitness-Sport hat eine gute Beweglichkeit nicht nur den Vorteil, dass Übungen mit größerer, leichterer und fließenderer Ausführung vollzogen werden können, sondern auch kraftvoller und beschwerdefreier.

Im Fitness-Sport gilt:
Trainiere Deine Beweglichkeit nicht maximal, sondern optimal!

Optimierung der Bewegungsausführung

Durch Beweglichkeitstraining wird ein Muskel entspannungs- und dehnfähig. Die Dehnfähigkeit des Muskels und weitere bewegungsbeeinflussende Strukturen (Sehnen, Bänder) haben großen Einfluss auf eine koordinativ bzw. technisch vollendete Bewegung. Im Fitness-Sport bedeutet dies, dass entsprechende Übungen im Kraft-, Ausdauer- oder Aerobic-Bereich optimal ausgeführt werden können. Muskulär bedingte Einschränkungen der Beweglichkeit hindern uns daran, bestimmte Übungen korrekt oder überhaupt auszuführen. Die Schulung der Beweglichkeit führt zu einer zielgerichteten Koordination von Spannung und Entspannung der an einer Bewegung beteiligten Muskeln und Muskelgruppen und ermöglicht uns ein breites Bewegungsspektrum im Fitness-Sport. Darüber hinaus hält es den Bewegungsapparat flexibel und macht uns vor allem im Alter, wenn die Beweglichkeit naturgemäß abnimmt, unabhängiger.

Verletzungsprophylaxe

Dass eine gute Beweglichkeit verletzungsprophylaktisch von hohem Nutzen ist, lässt sich aus den Ergebnissen vieler Studien bestätigen. Durch die verbesserte Elastizität und Dehnfähigkeit der Muskulatur, der Sehnen und der Bänder entstehen aufgrund der höheren Bewegungsamplitude des Betroffenen weniger schnell Verletzungen bei unbeabsichtigt weit ausgeführten Bewegungen. Eine gute Beweglichkeit schützt auch vor Muskel-, Sehnen- oder Bandverletzungen bei anderen Sportarten. Man denke nur an den extrem weiten Ausfallschritt im Squash oder einen unglücklichen Sturz beim Skifahren. Je dehnfähiger beteiligte Strukturen sind, desto ausladender können beabsichtigte oder unbeabsichtigte Bewegungen ausfallen.

Vorbeugung von Haltungsschwächen

Wie bereits im Kapitel »Haltung bewahren« ab Seite 17 angedeutet wurde, haben Muskelverkürzungen wesentlichen Einfluss auf die häufig anzutreffenden Haltungsschwächen. Passive und gezwungene Dauerhaltungen, zum Beispiel stundenlanges Sitzen im Büro, können Muskelverkürzungen begünstigen und unsere Haltung verändern.

Zusammenfassung der wichtigsten positiven Effekte des gesundheitsorientierten Beweglichkeitstrainings	
Allgemeiner Bewegungsapparat	• Optimierung des Bewegungsflusses und der -harmonie • Verbesserung der Koordination und der Bewegungsqualität • Erweiterung des Bewegungsspektrums • Erhaltung der Beweglichkeit bis ins hohe Alter • Vorbeugung von Verletzungen • Vorbeugung und/oder Beseitigung von Haltungsschwächen
Regeneration	• Optimierung der Wiederherstellung im Regenerationsprozess nach sportlicher Betätigung • Senkung des Muskeltonus • Steigerung der Durchblutung • Erhöhung des Stoffwechsels mit verbessertem Abtransport von belastungsbedingten Stoffwechselschlacken • Beseitigung von lokalen Ermüdungserscheinungen
Psyche	• allgemeine psychische Entspannung • Verbesserung des Körpergefühls • Lösen von vorhandenen Muskelverspannungen
Sonstiges	• Ein Dehnungsprogramm kann überall und ohne Aufwand betrieben werden

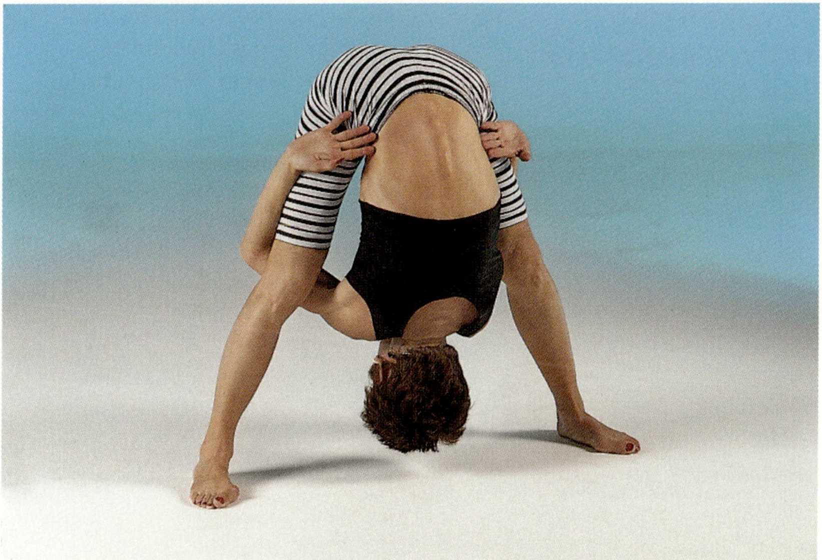

»Akrobatik« für Fortgeschrittene – denken Sie jedoch an den Grundsatz von Seite 95. Nicht die maximale, sondern die optimale Beweglichkeit ist entscheidend.

Durch regelmäßiges Stretching – natürlich in Kombination mit einem angepassten Krafttraining für die abgeschwächte Muskulatur – wirken wir diesen Zwangshaltungen entgegen und verhindern oder beseitigen Folgebeschwerden oder -schäden.

Beschleunigung des Regenerationsprozesses

Betrachtet man den optimalen Aufbau einer kompletten Fitnesstrainingseinheit (siehe »Die Trainingseinheit« ab Seite 108), wird dem Stretching vor allem zum Zeitpunkt des Cool-downs eine wichtige Bedeutung zugeschrieben. Da die Muskulatur nach Belastung eine erhöhte Spannung (Muskeltonus) aufweist, der für die Erholung ungünstig ist, muss sie nach dem allgemein üblichen »Auslaufen« noch gedehnt werden, um den Tonus zu senken. Mit dem Dehnen der vor allem im Trainingshauptteil überwiegend beanspruchten Muskulatur optimieren wir die Erholungsvorgänge.
Außerdem übt das Stretching einen positiven Einfluss auf unsere Psyche aus. Eine angespannte Psyche – auch im Alltag – ist meist auch mit an- und vor allem verspannter Muskulatur verbunden. Mit einem entsprechenden Stretching-Programm beschleunigen wir unsere Regeneration demnach nicht nur nach dem Fitnesstraining, sondern auch nach einem anstrengenden Arbeitstag.

Übungen zur Verbesserung der Beweglichkeit

Dehnung der seitlichen Nackenmuskulatur

Senken Sie aktiv beide Schultern nach unten und ziehen Sie den Kopf auf eine Seite. Dabei bleibt der Blick nach vorn gerichtet. Die Dehnung wird intensiver, wenn Sie – bei Dehnung der linken Seite – den linken Arm verstärkt in Richtung Boden ziehen und zusätzlich mit der freien Hand die Neigung des Kopfes unterstützen. Die rechte Seite wird entsprechend spiegelverkehrt ausgeführt. Die Übung können Sie stehend, sitzend oder kniend durchführen.

Dehnung der hinteren Nackenmuskulatur

Umfassen Sie den Kopf mit beiden Händen und ziehen Sie das Kinn möglichst nah an die Brust heran. Senken Sie dabei beide Schultern bewusst nach unten.

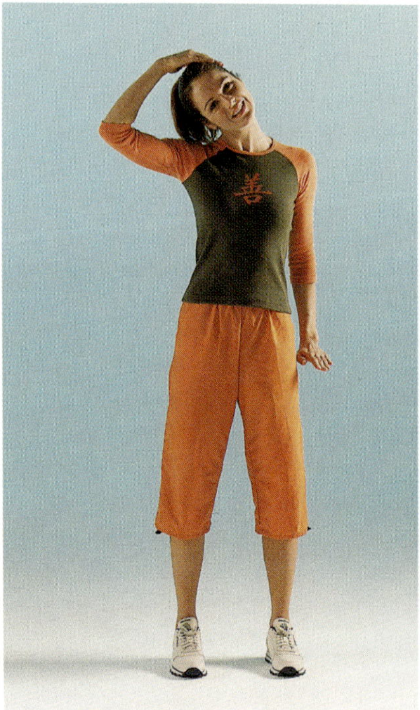

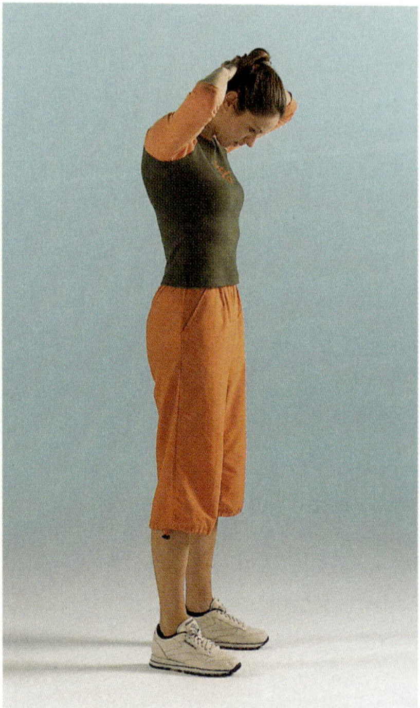

Dehnung der oberen Rückenmuskulatur

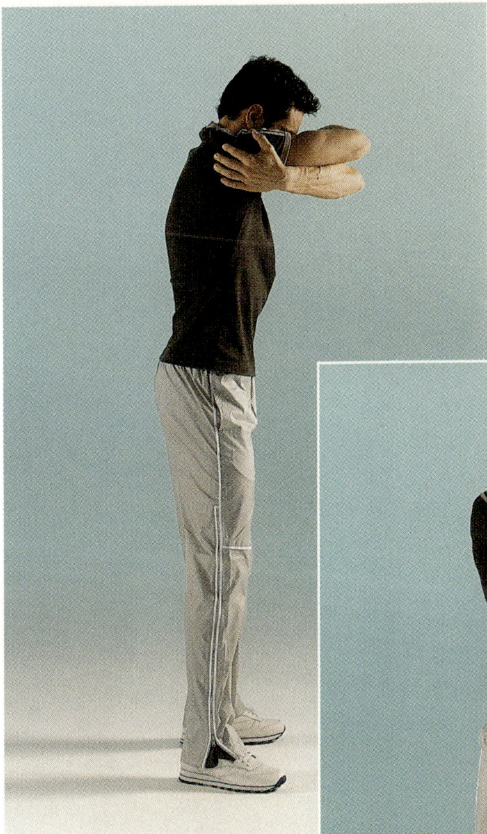

Überkreuzen Sie vor dem Oberkörper beide Arme und greifen Sie von hinten an Ihre Schulterblätter. Machen Sie den oberen Rücken rund und ziehen Sie die Schultern aktiv nach vorn. Senken Sie den Kopf nach unten.

Dehnung der Schultermuskulatur

Führen Sie einen Arm vor die Brust und drücken Sie dessen Oberarm vorsichtig mit der freien Hand an den Körper. Dabei senken Sie aktiv beide Schultern nach unten und machen Ihren Hals lang. Sie können zusätzlich den Kopf in Richtung der zu dehnenden Schulter drehen.

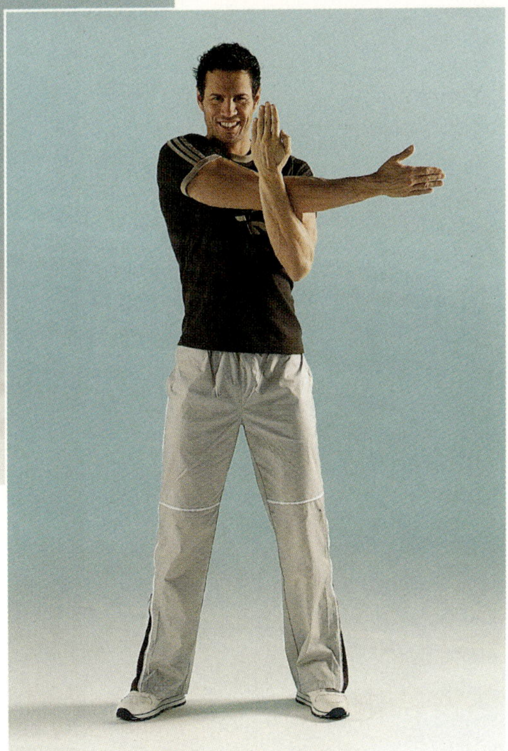

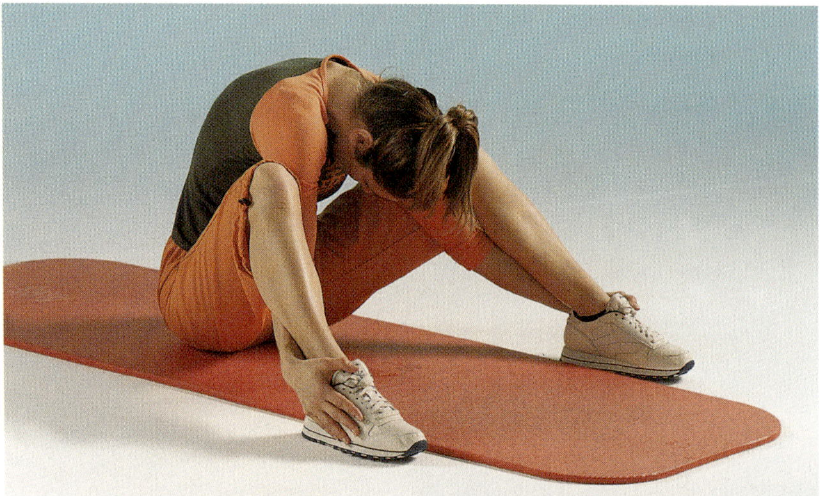

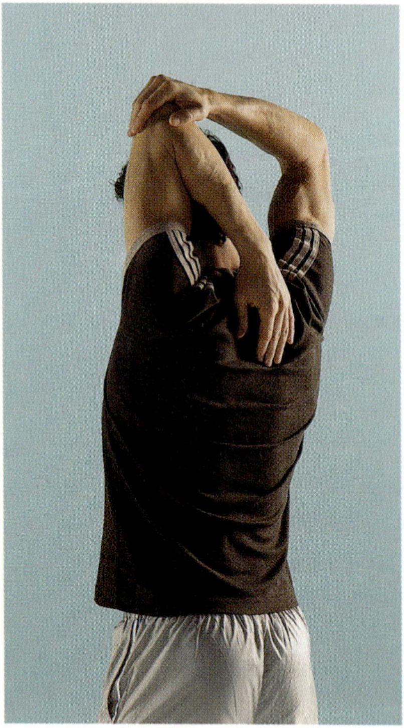

Dehnung der Rückenstreckmuskulatur

Im Grätschsitz mit gebeugten Beinen neigen Sie den Oberkörper mit rundem Rücken nach vorn. Versuchen Sie die Fußgelenke unter den Unterschenkeln entlang von außen zu fassen und ziehen Sie den Oberkörper dabei nach vorn. Der Kopf hängt locker in Richtung Boden.

Dehnung der Armstreckmuskulatur

Heben Sie einen Arm und legen Sie die Hand hinter dem Kopf auf der Gegenschulter oder der Halswirbelsäule ab, indem Sie das Ellbogengelenk maximal beugen. Mit der freien Hand fassen Sie den Ellbogen und verstärken durch Zug die Dehnung.

Dehnung der Armbeugemuskulatur

Heben Sie den Arm im Winkel von 90 Grad vom Körper ab und stützen Sie dessen Hand gegen eine Wand. Drehen Sie den Oberkörper vom Arm weg und drücken Sie behutsam die Schulter nach vorn. Verstärken Sie die Dehnung, indem Sie vorsichtig und kontrolliert das Ellbogengelenk bewusst durchstrecken.

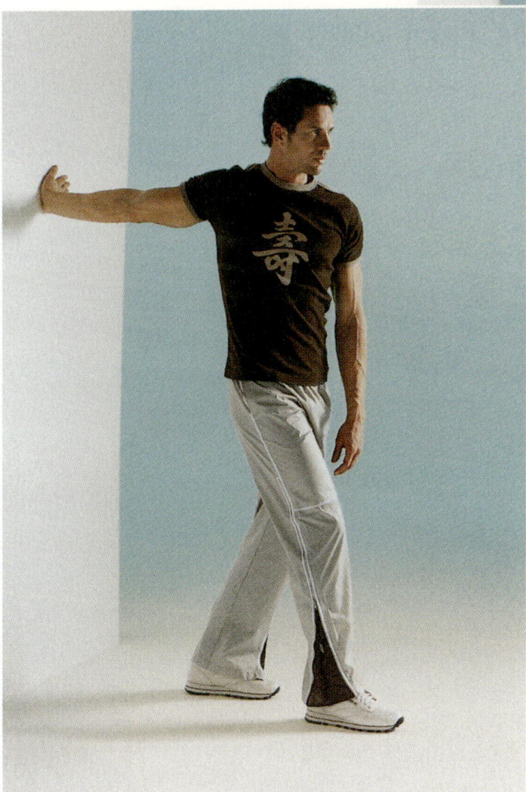

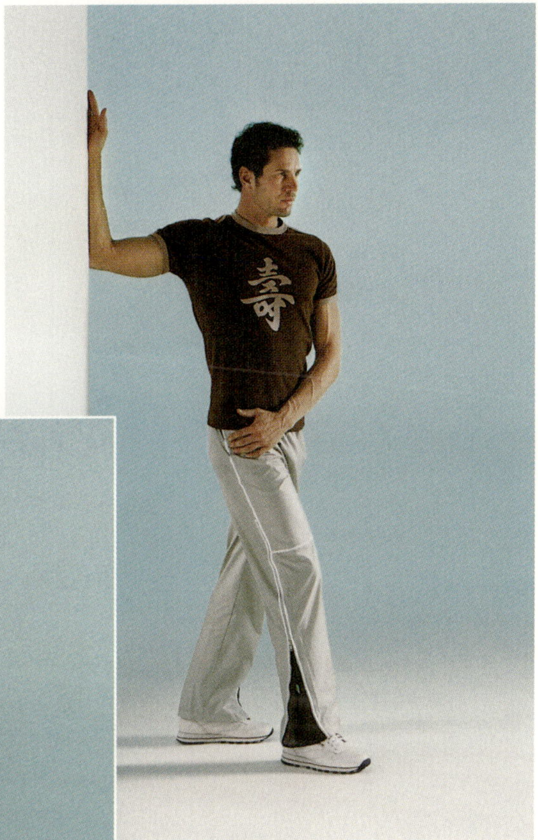

Dehnung der Brustmuskulatur

Legen Sie die Vorderseite des Unterarms an eine Wand. Schulter- und Ellbogengelenk bilden jeweils einen 90-Grad-Winkel. Drehen Sie nun den Oberkörper vom Arm weg etwas nach vorn.

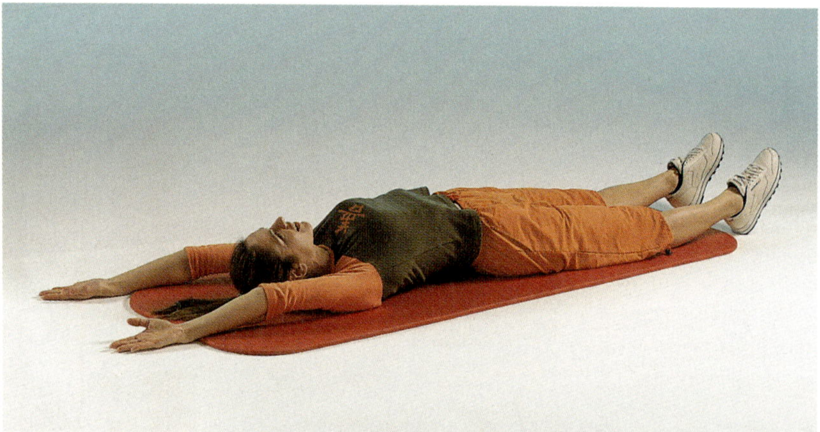

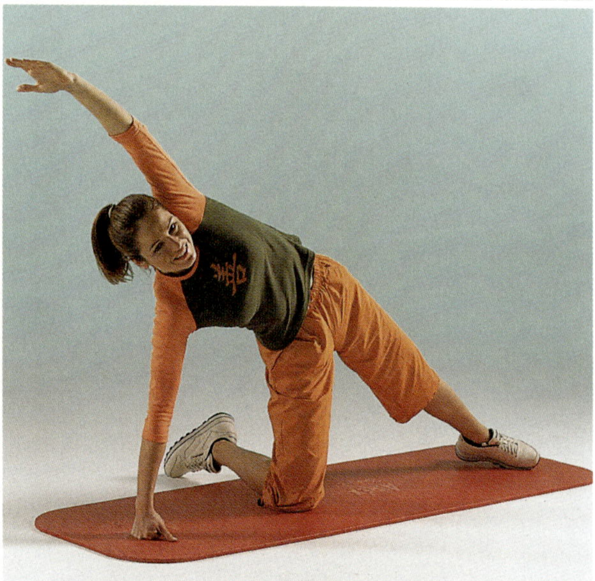

Dehnung der Rumpfvorderseite

Legen Sie sich auf den Rücken, strecken Sie locker die Beine und bringen Sie die Arme über den Kopf nach hinten. Strecken Sie nun den ganzen Körper lang aus.

Dehnung der seitlichen Rumpfmuskulatur

Im Einbeinkniestand stützen Sie den seitlich geneigten Oberkörper mit einem Arm am Boden ab. Der andere Arm wird gestreckt nach oben geführt und bildet mit dem Oberkörper und dem seitengleichen Bein eine gerade Linie. Verlängern Sie Ihre offene Flanke, indem Sie den oberen Arm bewusst in die Diagonale ziehen.

Dehnung der Gesäßmuskulatur

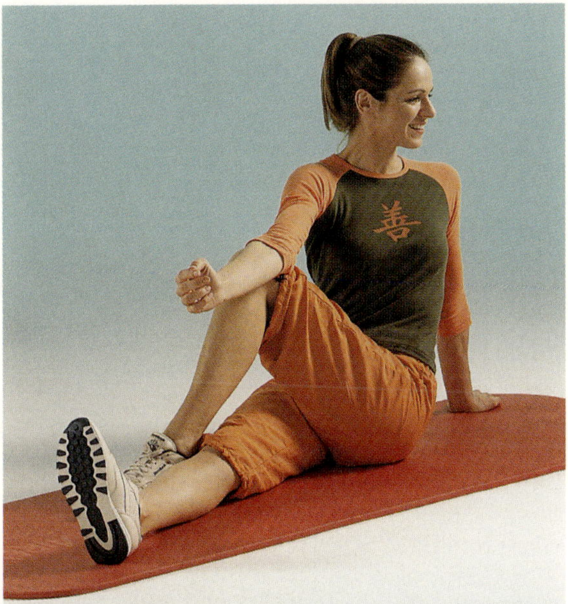

Im Sitzen strecken Sie ein Bein, überschlagen das andere und stellen es angewinkelt in Höhe des Kniegelenks des gestreckten Beins auf. Drehen Sie den Oberkörper in Richtung des aufgestellten Beines und ziehen Sie dessen Oberschenkel in Richtung Brust. Drücken Sie dabei mit dem Ellbogen gegen die Außenseite des Knies.

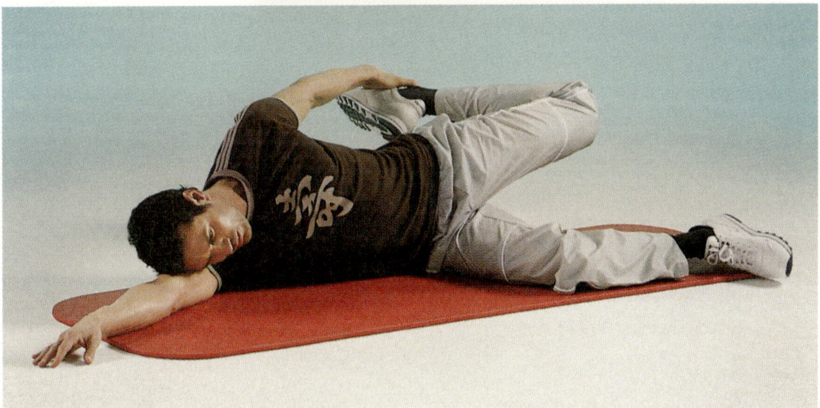

Dehnung der Beinstreckmuskulatur

In Seitlage auf dem Boden wird das untere Bein gebeugt. Der Winkel von Ober- und Unterschenkel beträgt etwa 90 Grad. Winkeln Sie das obere Bein nach hinten ab, fassen Sie dessen Fußgelenk und ziehen Sie die Ferse zum Gesäß. Strecken Sie das Hüftgelenk.

Dehnung der Beinbeugemuskulatur

Mit gebeugtem Standbein legen Sie die Ferse des fast gestreckten Spielbeins auf eine Bank ab. Ziehen Sie dessen Zehenspitzen an. Beugen Sie nun den Oberkörper mit geradem Rücken etwas nach vorn und kippen Sie das Becken.

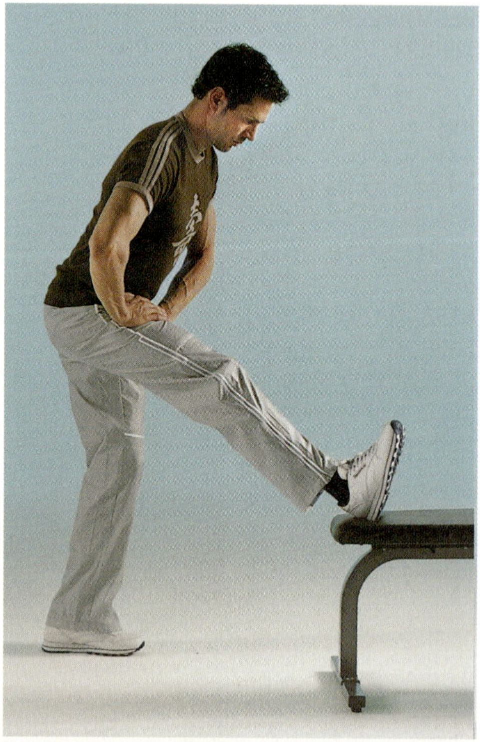

Dehnung der Adduktoren

Auf dem Rücken liegend fassen Sie beide Fußgelenke und drehen die Oberschenkel im Hüftgelenk nach außen. Drücken Sie nun mit den Ellbogen gegen die Innenseite der Knie und verstärken Sie behutsam die Dehnung.

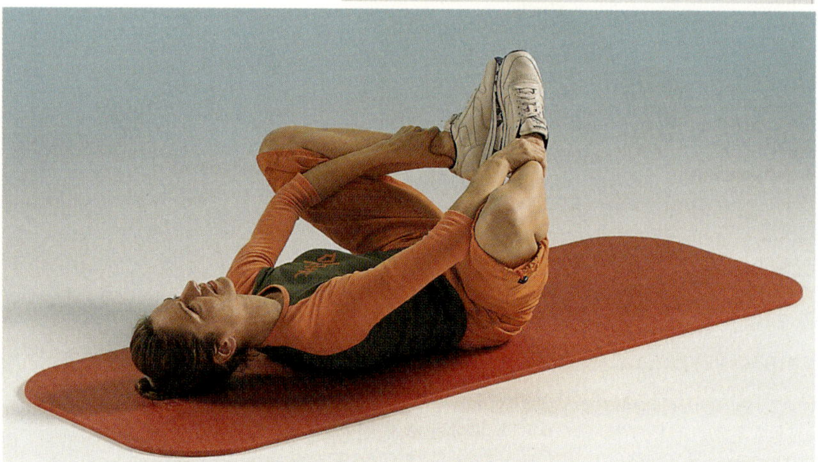

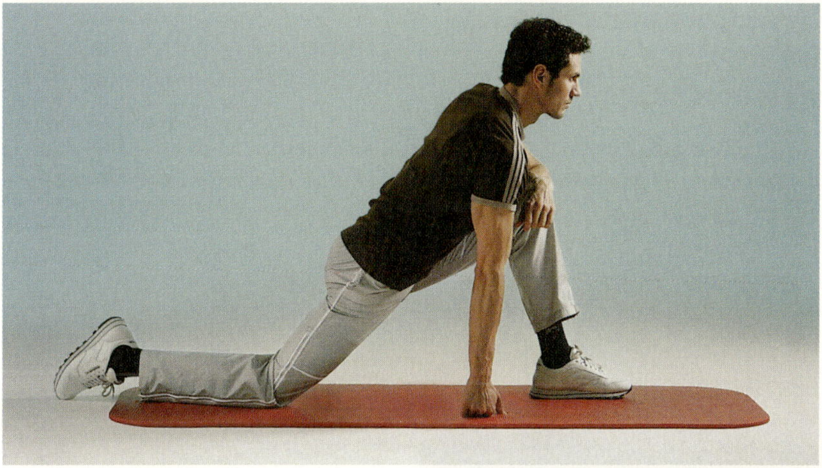

Dehnung der Hüftbeugemuskulatur

Im weiten Ausfallschritt legen Sie das hintere Knie und den Unterschenkel auf dem Boden ab. Schieben Sie nun das Becken soweit nach vorn-unten, bis Sie eine Dehnung im Hüftgelenk verspüren. Das Knie des aufgestellten Beines soll nicht über die Zehenspitzen ragen.

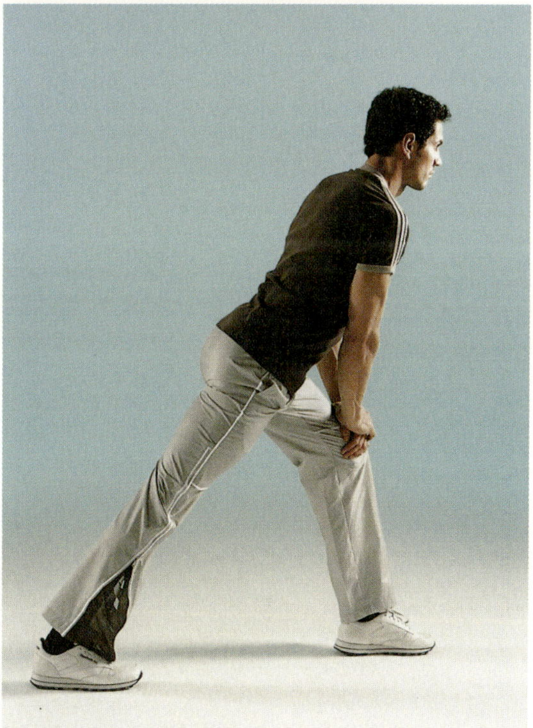

Dehnung der Wadenmuskulatur

In Schrittstellung beugen Sie das vordere Bein und strecken das hintere. Die Füße sind auf dem Boden etwas versetzt, jedoch parallel zueinander. Durch weiteres Beugen des vorderen Beins und bewusstes In-den-Boden-Drücken der hinteren Ferse entsteht die Dehnung in der Muskulatur der hinteren Wade.

Beweglichkeitstraining im Studio – so funktioniert's!

In der Fitness-Szene streiten sich die Experten schon seit den 80er Jahren des 20. Jahrhunderts über Sinn und Unsinn von Stretching und über Methoden und Trainingsausführungen.
Die statische Dehnungsmethode ist letztendlich die, welche sich im Fitnesstraining durchgesetzt hat.

Stretching ist gekennzeichnet durch ein langsames Einnehmen einer Dehnposition mit einer nachfolgenden Haltephase (statische Phase) von 10 bis 60 Sekunden. Der Ausführende ist beim statischen Dehntraining selbst aktiv, üblicherweise wird er dabei von keiner anderen Person unterstützt.

Im Folgenden wird auf zwei Methoden des statischen Dehnens eingegangen.
1. Das »passive Ziehen«, auch »zähes Dehnen« genannt, stellt die ursprünglichste Trainingsform dar und ist durch das langsame Einnehmen bis in den Maximalbereich und Beibehalten dieser Dehnstellung gekennzeichnet. Diese Methode wird von den meisten Fitness-Sportlern durchgeführt, egal ob der Trainingsschwerpunkt beim Kraft-, Ausdauer- oder Aerobic-Training liegt. Die Methode unterteilt man in zwei Phasen. Die erste Phase wird »leichter Stretch« (easy stretch) genannt, wobei man 10 bis 30 Sekunden in der ersten Dehnposition bleibt, in der das Spannungsgefühl im Muskel langsam nachlässt. In dieser Phase haben die Muskeln Zeit eine größere Ausdehnung zu erreichen. In der zweiten Phase, dem »intensiven Stretch« (development stretch), dehnt man noch etwas nach und verbleibt dann weitere 10 bis 30 Sekunden in der Endstellung.
2. Bei der »Contract-Relax-Methode« (Anspannen-Entspannen) wird der zu dehnende Muskel unmittelbar vor dem Dehnen etwa 12 bis 20 Sekunden isometrisch maximal angespannt (contract = kontrahieren), dann 2 bis 3 Sekunden völlig entspannt (relax = loslassen, entspannen) und in der Folge 10 bis 30 Sekunden gedehnt.
Für welche der beiden Stretchingmethoden Sie sich schließlich entscheiden, bleibt Ihnen überlassen. Denken Sie auf jeden Fall daran, dass die eigene Beweglichkeit nur so weit verbessert werden soll oder muss, wie dies zur Herausbildung einer optimalen Bewegungstechnik im Fitness-Sport, einer anderen ausgeführten Sportart oder für den Alltag erforderlich ist.

➤ Bedenken Sie, dass die Steigerung der Beweglichkeit ein allmählicher Prozess ist, der mehrere Wochen regelmäßigen Trainings in Anspruch nehmen kann, bevor eine Verbesserung spürbar wird. Das Stretching an sich erfordert Geduld und Ruhe!

➤ Bevorzugen Sie bequeme Kleidung.

➤ Wenn Sie Ihr Dehnprogramm ohne vorherige Trainingseinheit durchführen, sollten Sie eine mindestens zehnminütige lockere Aufwärmphase absolvieren (Warmlaufen).

➤ Bevorzugen Sie ein umfassendes Ganzkörperdehnprogramm, jedoch stets ein Dehnprogramm für die hauptsächlich beanspruchte Muskulatur des vorangegangenen Trainings.

➤ Nehmen Sie jede Dehnposition langsam und behutsam ein. Konzentrieren Sie sich bei jeder Übung auf den zu dehnenden Muskel, entspannen Sie ihn bewusst – in Gedanken sollen Sie praktisch immer »bei ihm sein«.

➤ Dehnen Sie ausschließlich entspannte Muskeln, also keine Muskeln im Kontraktionszustand.

➤ Dehnen Sie nach Gefühl und beachten Sie Ihr subjektives Empfinden. Schmerzen sollen vermieden werden, ein leichtes Ziehen im Muskel ist jedoch wünschenswert. Die Entwicklung des eigenen Körpergefühls ist ein kontinuierlicher Prozess.

➤ Atmen Sie immer ruhig und tief, jedoch nicht gezwungen! Lassen Sie Ihren Atem in natürlichem Rhythmus fließen.

➤ Halten Sie jede Dehnung mindestens 20, besser 40 bis 60 Sekunden. Da es jedoch erfahrungsgemäß unpraktisch ist, beim Stretching immer auf die Uhr zu sehen, können Sie alternativ 4 bis 5 natürliche tiefe Atemzüge als Zeitfaktor heranziehen.

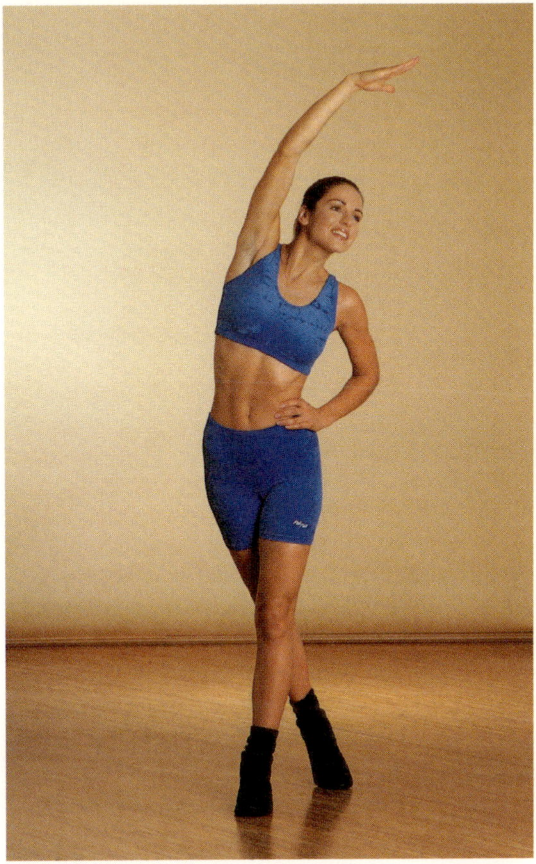

Diese Dehnübung eignet sich besonders für fortgeschrittene Fitness-Sportler.

➤ So wie das ganze Fitnesstraining ist auch Stretching kein Wettkampf. Versuchen Sie nicht andere zu übertreffen! Legen Sie Ihr Augenmerk auf sich selbst und trainieren Sie gewissenhaft.

➤ Dehnen Sie möglichst täglich 10 bis 15 Minuten zur Steigerung Ihres Wohlbefindens und zum Erhalten oder zur Erhöhung Ihrer Beweglichkeit, stets jedoch nach dem Training!

Die Trainingseinheit

Zu Beginn möchte ich erwähnen, dass ungeachtet des persönlichen Fitnesszustandes oder Leistungsniveaus auf keine der drei folgenden Hauptphasen verzichtet werden soll:

1. Phase: Warm-up
2. Phase: Hauptteil bestehend aus Kraft- und/ oder Ausdauertraining
3. Phase: Cool-down

Der Hauptteil beschreibt allgemein immer die eigentliche Sportart, welche betrieben wird. Im Fitness-Studio kann dies Krafttraining, Ausdauertraining oder eine Kombination beider Trainingsformen sein. Auch das Beweglichkeitstraining kann in manchen Fällen den Schwerpunkt bilden. Zu guter Letzt darf man natürlich den Aerobicbereich nicht unbeachtet lassen. Für viele Fitnesstreibende gehört das Training in der Gruppe längst zum aktiven Studioalltag. Da es jedoch diese Lektüre nicht möglich macht, genauer auf das Thema Aerobic einzugehen, sollen lediglich einige Hinweise ab Seite 115 den nötigen Überblick verschaffen. Bei größerem Interesse bietet es sich an, weiterführende Bücher zu lesen oder sich im Studio von einem erfahrenen Trainer beraten zu lassen.

Warm-up

Das Warm-up – die Aufwärmphase – ist wie der Trailer zu einem guten Film. Es macht neugierig auf mehr und stimmt positiv auf das bevorstehende Ereignis ein.

Der Körper ist nicht automatisch aufgewärmt, wenn im Sommer hohe Temperaturen herrschen!

Die Gestaltung des Warm-ups richtet sich nach den individuellen Voraussetzungen und der Belastungsart, die während der Haupttrainingsphase durchgeführt wird. Man gliedert es in drei Phasen:

1. Allgemeines Aufwärmen
2. Individuelles Aufwärmen
3. Spezifisches Aufwärmen

Allgemeines Warm-up

➤ **Es dient der Erhöhung der Körperkerntemperatur.**

Durch die Erhöhung der Körperkerntemperatur wird die erforderliche Geschwindigkeit von biochemischen Stoffwechselvorgängen gesichert. Die erhöhte Durchblutung sorgt für die notwendige Sauerstoffversorgung des Organismus und verbessert die nervale Leitgeschwindigkeit als Voraussetzung für eine hohe Kontraktionsgeschwindigkeit der Arbeitsmuskulatur. Diesbezüglich ist eine Verbesserung um 20 bis 25 Prozent möglich. Zudem steigen die Konzentrations- und

Koordinationsfähigkeit. Durch die allgemeine Einstimmung auf das Training werden außerdem die Aufmerksamkeit und Reaktionsfähigkeit intensiviert.

➤ **Es dient der Verletzungsprophylaxe.** Durch die Reduzierung der inneren Reibungskräfte werden Muskulatur, Sehnen und Bänder elastischer, ihre Rissanfälligkeit sinkt. Ebenso vergrößern sich die Gelenkauflageflächen (hyaliner Knorpel), welche durch die gesteigerten Stoffwechselprozesse und die vermehrte Produktion von Gelenkflüssigkeit besser »durchsaftet« werden. Dies ist besonders im Krafttraining von Bedeutung.

➤ **Es dient der Mobilisation der kardiopulmonalen Leistungsfähigkeit.** Dies bedeutet, dass das aktive Aufwärmen die Leistungsfähigkeit des Herz-Kreislauf-Systems anregt und mit der Steigerung der Herzfrequenz und Erhöhung der zirkulierenden Blutmenge zur besseren Energieversorgung in den Verbrauchsorganen beiträgt.

So funktioniert's!

- Vor dem Krafttraining 8 bis 12 Minuten lockeres Cardiotraining mit einer Herzfrequenz von ca. 40 bis 60 Prozent der maximalen Herzfrequenz (MHF oder HFmax).
- Besteht der Hauptteil der Trainingseinheit aus einer Cardiobelastung, egal welcher Trainingsmethode, tasten Sie sich innerhalb von 5 bis 8 Minuten an Ihre Zielherzfrequenz heran. Dies geschieht am besten an dem Gerät, welches vom Trainierenden auch im Hauptteil verwendet wird.
- Für alle, die sich entschieden haben nur ein Beweglichkeitstraining zu absolvieren, eignet sich ein 10- bis 15-minütiges lockeres Cardiotraining als Warm-up auf einem beliebigen Gerät mit einer Herzfrequenz von ca. 40 bis 60 Prozent MHF.

Individuelles Warm-up

Das individuelle Aufwärmen vermischt sich eigentlich mit Phase 1 und 3. Es richtet sich nach den persönlichen Voraussetzungen und Vorlieben des Trainierenden. Berücksichtigt werden Belastungsverträglichkeiten oder -unverträglichkeiten, eventuelle Verletzungen, Bewegungseinschränkungen und individuelle körperliche Gegebenheiten. So kann es sein, dass einem Sportler zum Beispiel bestimmte Muskelverkürzungen bekannt sind, und er die betroffenen Muskeln im Rahmen des Aufwärmtrainings speziell dehnen will oder er beispielsweise an den Nachwirkungen einer Schulterverletzung leidet, wobei ihm daran gelegen ist, diesen Bereich entsprechend intensiv, aber dennoch schonend zu mobilisieren.

So funktioniert's!

- Mobilisation nach Bedarf durch anfangs kleine und kontinuierlich größer werdende kreisende, hebende oder streckende Bewegungen ohne zusätzliche Gewichtsbelastungen.

- Behutsames Vordehnen (Pre-Stretch) nach Bedarf für die entsprechende Muskulatur.
- Individuelle zeitliche Erweiterung der Phase 1.

Spezifisches Warm-up

Das spezifische Aufwärmen richtet sich nach der Trainingsform im Hauptteil und dessen Intensität.
Manchmal wird es auch in die Haupttrainingsphase verlegt und kann sich demnach zum Beispiel mit dem Krafttraining vermischen.

So funktioniert's!

- Beim Kraft- und Muskeltraining mit leichten und niedrigen Intensitäten genügt eine vorherige spezifische Mobilisation der beteiligten Gelenke.
- Das Krafttraining mit mittleren und hohen Intensitäten kommt besonders beim Muskelaufbautraining vor. Für diese Art von Training eignet sich als spezifisches Warm-up ein vorher ausgeführter Satz der gleichen Übung mit deutlich niedrigerem Gewicht.
- Besteht die Haupttrainingsphase aus einer Cardiobelastung (Ausdauertraining), ist das spezifische Warm-up bereits mit Phase 1 des Aufwärmtrainings (lockeres Cardiotraining bei 40 bis 60 Prozent MHF) abgegolten. Dies gilt allerdings nur, wenn vom Sportler dasselbe Gerät wie in der Hauptbelastungsphase verwendet wird.

Hauptteil

Der wichtigste Teil einer Trainingseinheit ist der Hauptteil, also die Belastungsphase, welche auf die persönlichen Ziele ausgerichtet ist. Dieser Teil kann aus reinem Kraft- und Muskeltraining bestehen, ebenso wie aus Beweglichkeits- oder Ausdauertraining. Die meisten gesundheitsorientierten Fitness-Sportler bevorzugen jedoch eine Kombination aus Kraft- und Ausdauertraining und widmen sich im Rahmen des Cool-downs dem Stretching.
Mit einer solchen Kombination kann man innerhalb einer Trainingseinheit alle Aktivitätsmöglichkeiten abdecken. Dies erscheint auch sinnvoll, denn vielfach werden nur ein oder zwei Trainingstage pro Woche geplant. Je nach Trainingsziel überwiegt die Kraft- oder Ausdauerkomponente.
Die Erfahrungen in der Praxis zeigen, dass meistens das Krafttraining der Ausdauertrainingsphase vorausgeht, weil bei umgekehrter Reihenfolge die Energiespeicher schon zu sehr geleert wären. Demnach läuft eine Kraft-Ausdauer-Kombination folgendermaßen ab:

1. Warm-up
2. Krafttraining
3. Ausdauertraining (Herz-Kreislauf)
4. Cool-down

Denken Sie daran, dass auch das Beweglichkeitstraining mit dem dafür notwendigen Zeitaufwand in den Trainingsplan aufgenommen werden soll, entweder in den Hauptteil oder das Cool-down.

Cool-down

Das behutsame und schrittweise Abkühlen des Körpers, das so genannte Cool-down mit dem anschließenden Stretching, nimmt einen ebenso wichtigen Stellenwert ein wie das Warm-up. Es besteht aus zwei Hauptphasen:
1. Phase: Sie ist durch lockeres Ausdauertraining in geringer Intensität gekennzeichnet. Man nennt dies »Auslaufen«.
2. Phase: Die Muskeln, welche Sie im Hauptteil vorwiegend beansprucht haben, werden gedehnt (Stretching).

Das Auslaufen

Auslaufen nach dem Krafttraining

Während des Krafttrainings fallen verschiedene Energieabfallprodukte an, welche die Muskulatur nicht so ohne weiteres wieder abbauen kann. Indem mit dem Auslaufen die Herz-Kreislauf-Aktivität erneut gesteigert, jedoch keinesfalls auf Hochtouren gebracht wird, unterstützen Sie den Abbau von Stoffwechsel-Endprodukten. Der Puls sollte dabei einen Wert von ca. 40 bis 60 Prozent MHF betragen. Durch diese sanfte Anregung des Stoffwechsels wird der Körper optimal auf die anschließende Stretching-Phase vorbereitet.

Auslaufen nach dem Cardiotraining

Nach Ende der Hauptbelastungsphase im Cardiotraining benötigt der Körper noch einige Minuten, um den erhöhten Stoffwechsel, die Herzfrequenz und die Atmung zu normalisieren. Bricht man nach dem Ausdauertraining die Belastung abrupt ab, würde man einen starken Blutdruckabfall riskieren, was im schlimmsten Fall einen Kreislaufkollaps nach sich ziehen könnte. Um dies zu vermeiden, wird nach der Hauptbelastung noch einige Minuten in deutlich verringerter Intensität weitertrainiert, bis der Puls auf etwa 100 bis 120 Schläge pro Minute abgesunken ist. Dieses Auslaufen bereitet den Körper optimal auf die folgende Stretching-Phase vor.

Merkmale des Auslaufens:
- Lockeres Cardiotraining nach Wahl bei geringer Intensität.
- Die Herzfrequenz sinkt innerhalb einiger Minuten kontinuierlich auf 100 bis 120 Schläge pro Minute ab.
- Die Dauer kann nach subjektivem Empfinden variieren, sollte jedoch 5 Minuten nicht unterschreiten.

Stretching

Die letzte Phase einer Trainingseinheit – das Stretching – ist gleichzeitig die erste der Erholung oder Regeneration. Übungen, Methoden und Hinweise wurden bereits im Kapitel »Beweglichkeitstraining« ab Seite 95 beschrieben.

Trainingsplanung und -steuerung

Mit einer vernünftigen Planung kann jeder Fitness-Sportler dafür sorgen, dass er ein erfolgreiches und langfristiges Training vor sich hat, was Spaß macht und nicht zur lästigen Pflicht wird. Dann werden Sie nicht zu den 50 Prozent von Einsteigern gehören, die bereits nach wenigen Wochen das Training abbrechen.

Ist und Soll

Die Bestimmung des »Ist-Wertes« funktioniert stets mit Tests. Jedes Fitness-Studio hat dazu unterschiedliche Möglichkeiten. Häufig ermittelt man drei verschiedene Werte, wobei erstens mittels der Bio-Impedanz-Analyse der Fettgehalt gemessen, zweitens einige Beweglichkeitstests durchgeführt und drittens die Ausdauer auf einem Ergometer getestet werden.

Vor- und Nachteile der Tests

Die Tests in den Studios haben grundsätzlich ihre Berechtigung – ja, sie sind sogar sehr wichtig. Wie soll der Trainer sonst eine vernünftige Trainingsplanung aufstellen? Es gibt einige Mitglieder, die regelrecht darauf brennen, ihr eigenes Fitnessniveau durch möglichst viele Tests zu bestimmen. Andere befürchten, dass mit den Untersuchungen eigentlich nur bestätigt wird, was sie selbst schon vermutet haben – nämlich dass sie *nicht* fit sind, dass der Körper *zu viel* Fett einlagert, dass sie eine *schlechte* Ausdauer und *steife* Knochen und Muskeln haben. Diese Negativbewertungen sind aus der Sicht des Trainers eigentlich gut gemeint und sollen dazu dienen uns zum Training zu motivieren. Die Ergebnisse der Tests in Verbindung mit den eigenen Wünschen stellen aber manchen Einsteiger vor nicht zu bewältigende Aufgaben. Somit wird keine Motivation erreicht, sondern genau das Gegenteil. Und genau diese Personen findet man auch unter den 50 Prozent, welche frühzeitig ihr Training wieder abbrechen. Einen Fitnesstest schon beim ersten regulären Besuch eines Einsteigers durchzuführen, halte ich deshalb nicht für sinnvoll. Notwendig dagegen ist sicherlich ein vernünftiges Eingangsgespräch, bei dem der Trainer über eventuelle gesundheitliche, körperliche und sonstige Einschränkungen genau informiert wird. Ein ausführlicher Fitnesstest sollte aber erst nach einer 4- bis 6-wöchigen Orientierungs- und Gewöhnungsphase in Betracht gezogen werden.
Einsteiger sollten bezüglich der Tests offen ihre Meinung sagen. Wer am Anfang keine Tests absolvieren will, muss dies auch nicht tun, niemand kann Sie dazu zwingen! Nach einer gewissen Zeit sind sie jedoch wichtig, da man mit ihnen schließlich auch Trainingserfolge mess-

bar machen kann, vorausgesetzt sie werden in regelmäßigen Abständen und unter immer gleichen Testbedingungen durchgeführt.

Minimal und Optimal

Sind Übungen und Trainingsmethode festgelegt, trägt die Anzahl, Dauer und Intensität der Trainingseinheiten wesentlich zum Erfolg oder Misserfolg des Fitnesstrainings bei. Für alle Sportler, insbesondere für Neu- oder Wiedereinsteiger und Gesundheitssportler, gilt folgender Grundsatz:

Trainingsumfang geht vor Trainingsintensität!

Eine zu hohe Beanspruchung des Körpers mit fehlenden oder zu kurzen Regenerationszeiten führt zwangsläufig zum Übertraining oder zu Überlastungsschäden. Manche Fitness-Sportler, versuchen oft durch kurzfristige Trainingsattacken und mit viel zu hoher Belastung das aufzuholen, was sie jahrelang versäumt haben. Das ist ein wirklich falsches Konzept, das dem Organismus nur schaden kann. Als entscheidend für den gewünschten Trainingserfolg gilt die Forderung nach Regelmäßigkeit und Kontinuität. Die Fragen nach dem wie *oft* und wie *intensiv* muss jeder für sich selbst beantworten.

Abgesehen vom vorhandenen Zeitbudget hat sich die Orientierung am eigenen Körper, also dessen Reaktionen auf das Training, als recht gute Hilfe zur Beantwortung der Fragen erwiesen.

Das Minimalprogramm

Unter Minimalprogramm versteht man ein Fitnesstraining, das mindestens durchgeführt werden muss, um nennenswerte positive Effekte zu erzielen. Dabei gilt als Anpassungsschwelle ein zweimaliges 45- bis 60-minütiges dem Trainingsziel und den persönlichen Voraussetzungen angepasstes Training pro Woche. Wer seltener trainiert, fängt

Egal wie häufig Sie trainieren, achten Sie stets auf die richtige Übungsausführung.

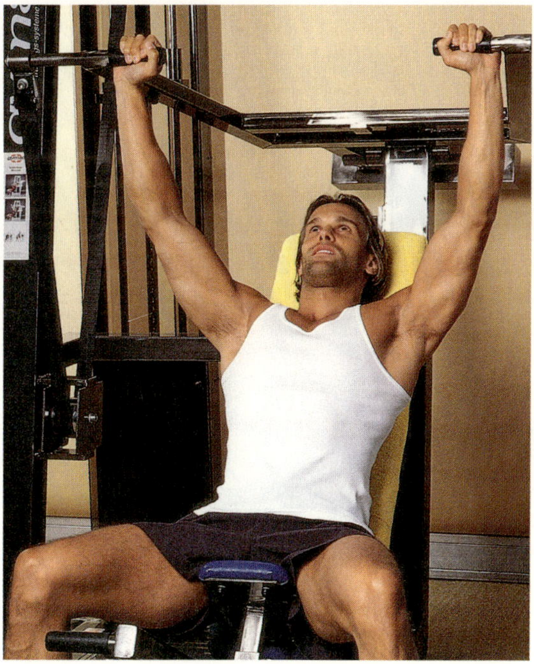

quasi immer wieder von vorn an. Für denjenigen, der zum Beispiel eine Verbesserung des allgemeinen Fitnesszustandes anstrebt, gilt: Belaste den ganzen Körper gleichmäßig und ausgewogen in all seinen Fähigkeiten, also im Kraft-, Ausdauer- und Beweglichkeitsbereich.

Das Optimalprogramm

Das Optimalprogramm besteht aus einer wöchentlichen Belastung, von der ab ein noch weiter gesteigerter Trainingsaufwand nicht mehr im Verhältnis zur dann noch möglichen Verbesserung der Gesundheitseffekte steht. Man kann erkennen, dass die Bestimmung des optimalen Trainings ebenfalls eng mit individuellen Gegebenheiten in Zusammenhang steht.

Übertraining

Weil der Körper aus verschiedenen Systemen besteht, die in ihren Funktionen voneinander abhängig sind, ist die Diagnose bezüglich einer Trainingsüberlastung nie auf nur ein einziges Erkennungsmerkmal oder Symptom zurückzuführen. Deutliche Anzeichen für ein Übertraining sind:

- Frühzeitige Ermüdung der Muskulatur auch bei geringen Belastungen
- Vermehrtes Auftreten von Muskelkrämpfen
- Verschlechterung der intramuskulären Koordination
- Häufige Verletzungen (Zerrungen, Sehnenentzündungen)
- Fehlender Leistungswille, Antriebslosigkeit
- Starke Stimmungsschwankungen
- Einschlaf- und/oder Konzentrationsstörungen
- Mangelnde Regenerations- und Erholungsfähigkeit des Körpers
- Ungewöhnlicher Ruhepuls und Atmungsveränderungen

Da beim Übertraining unterschiedliche Faktoren zusammentreffen können, muss eine Behandlung immer individuell abgestimmt werden. Ein Besuch beim Vertrauensarzt scheint fast unumgänglich. Ist die Diagnose eindeutig, kann folgende Vorgehensweise eine Verminderung der Symptome bewirken:

Gut zu wissen!

Übertraining erkennt man an einer stagnierenden oder nachlassenden sportlichen Leistungsfähigkeit über einen längeren Zeitraum in Verbindung mit objektiven und subjektiven Symptomen. Die Gefahr des Übertrainings beginnt am ersten Tag, an dem der Fitness-Sportler sein Training aufnimmt. Zwar können in dieser Startphase noch nicht immer deutliche Symptome festgestellt werden, eine Anfälligkeit tritt jedoch dann ein, wenn man permanent an seinen Höchstleistungen festhält und entsprechend seinen Organismus durch zu viel oder zu hartes Training überfordert.

- Reduzierung des Trainingsumfangs
- Reduzierung der Trainingsintensität
- Aktive Erholungsmaßnahmen
- Entspannungstraining
- Physikalische Therapien (nur nach Verschreibung!)

Aerobic, Wellness und Co.

Moderne Fitness-Studios bieten heutzutage weit mehr als nur die Möglichkeit seine Kraft, Ausdauer oder Beweglichkeit zu trainieren. Der Trend zum ganzheitlichen Körperbewusstsein steigt rapide und so nennen sich viele Einrichtungen mittlerweile nicht nur »Fitness-Studio«. Die Unternehmen versuchen durch einfallsreiche Namen ihr breit gefächertes Angebot widerzuspiegeln. So trifft man heute zum Beispiel auf Wellness-Oasen, Gesundheits-Clubs oder Fun-Factories. Jeder Club hat unterschiedliche Schwerpunkte, je nachdem, welche Zielgruppen er ansprechen will. Aerobic gehört dabei fast schon zum Standard. Nur vereinzelt trifft man noch auf Anlagen, welche über keinen Kursraum verfügen.

Das Wellnessangebot ist oft sehr unterschiedlich. Sauna, Dampfbad, Ruheraum und Solarium sind zwar in den meisten Anlagen vorhanden, die räumliche Gestaltung variiert jedoch teilweise enorm. Massagen – von einem Therapeuten oder mittels spezieller Rollen-

Diese Übung eignet sich für alle Fitnesslevel. Mit einem Thera-Band oder einer Gewichtsmanschette könnten Sie intensiver trainieren.

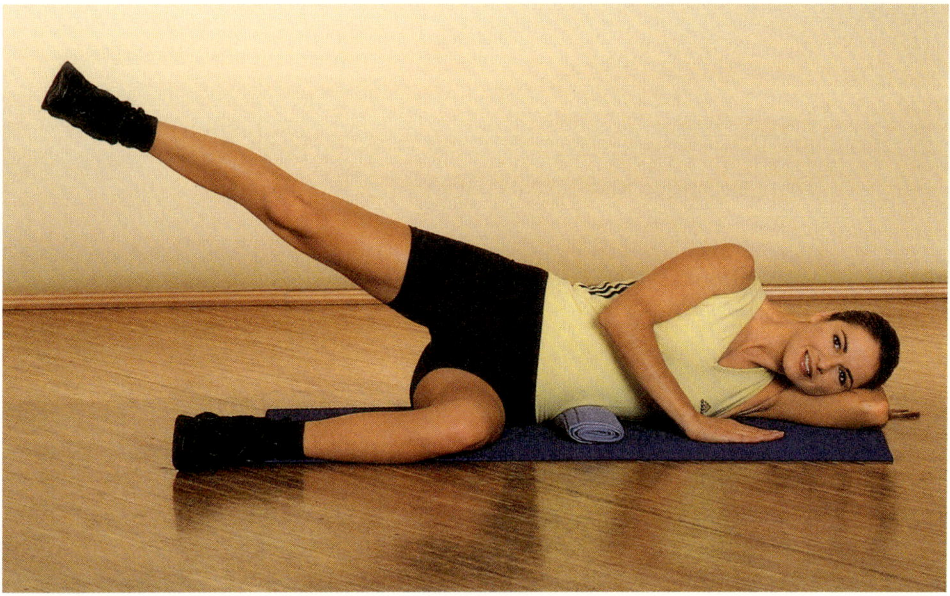

geräte –, Kosmetik und besondere Beautymaßnahmen oder ein Friseur sind schon eher die Ausnahmen. Einen Pool kann man schon zur Luxusausstattung zählen, weil dessen Unterhalt und Pflege einen enormen Aufwand in finanzieller und personeller Hinsicht verlangt.
In manchen Clubs werden außerdem Kletterwände, Inline-Skate-Bahnen oder gemeinsame Ausflüge je nach räumlichen Möglichkeiten und persönlichem Engagement angeboten.
Überlegen Sie sich, was für Sie wichtig ist und welche Maßnahmen dem Trainingsprozess dienen. Der Saunabesuch ist zum Beispiel im Winter wie im Sommer eine Möglichkeit, die Regeneration zu beschleunigen und seine Immunabwehr zu steigern. Aerobic kann als fester Trainingsbestandteil oder nur phasenweise als Ausgleichstraining dienen. Eine Kosmetikbehandlung tut auch der Seele gut, eine Massage kann alltagsbedingte Verspannungen lösen, der Versuch an der Kletterwand fördert Kraft und Koordination.

Wie immer gilt: Achten Sie auf Ihren Körper, gehen Sie behutsam mit ihm um. Beobachten Sie, wie er auf unterschiedliche Aktivitäten oder Kombinationen verschiedener Maßnahmen reagiert. Gestalten Sie neben dem tatsächlichen Fitnesstraining Ihr persönliches Wohlfühl- und Begleitprogramm nach den subjektiven Gegebenheiten.

Trainingsplan und Motivation

Ein langfristig erfolgreiches Fitnessprogramm benötigt in der Planung gewissenhafte Sorgfalt. In diesem Zusammenhang sei an erster Stelle der Trainingsplan genannt. Dieser gibt vor, welche Geräte und Übungen mit welchem Gewicht und welchen Wiederholungszahlen absolviert werden sollen. Den ersten Trainingsplan erstellt gewöhnlich der Trainer, der einen Einsteiger am ersten Trainingstag betreut. Oftmals war es das aber leider schon. Die Folgebetreuung durch regelmäßige Termine mit demselben Trainer und eine individuelle Trainingsplanänderung oder -erweiterung ist erfahrungsgemäß nicht immer garantiert. Die meisten Fitnesseinrichtungen werben zwar mit »regelmäßiger und kontinuierlicher Betreuung«, in der Realität sind die Kunden aber nach dem ersten Plan häufig auf sich selbst gestellt. In den seltensten Fällen sprechen die Trainer ihre Kunden wirklich an und fragen nach dem Trainingserfolg, dem Befinden oder machen darauf aufmerksam, dass der Trainingsplan erneuert werden sollte. Dies liegt einerseits an der Motivation der Trainer und andererseits an der relativ hohen Personalfluktuation. Drehen Sie den Spieß doch einfach um! Gehen Sie selbst auf die Trainer zu, vereinbaren Sie einen Betreuungstermin und lassen Sie sich Ihren Trainingsplan aktualisieren. Die meisten Studios bieten ihren Mitgliedern ohnehin regelmäßige kostenlose Trainerstunden an, vorausgesetzt man verlangt nicht wöchentlich eine persönliche Betreuung. Das ist auch gar nicht notwendig. Es reicht völlig aus alle 6 bis 8 Wochen einen Trainer etwa eine Stunde für sich zu beanspruchen. Für die übrigen kurzen Fragen sollte sowieso stets ein Trainer zur Verfügung stehen.

Neben einem aktuellen Trainingsplan stellen Fitnesstests, mit denen man seinen Trainingsfortschritt verfolgen kann, einen wichtigen Motivationsfaktor dar. Anhand der Testergebnisse können Trainer und Trainierende das Programm besprechen und planen. Kann man – abgestimmt auf die Trainingsziele – Erfolge feststellen, ist dies die beste Motivation, um mit dem Training fortzufahren. Die

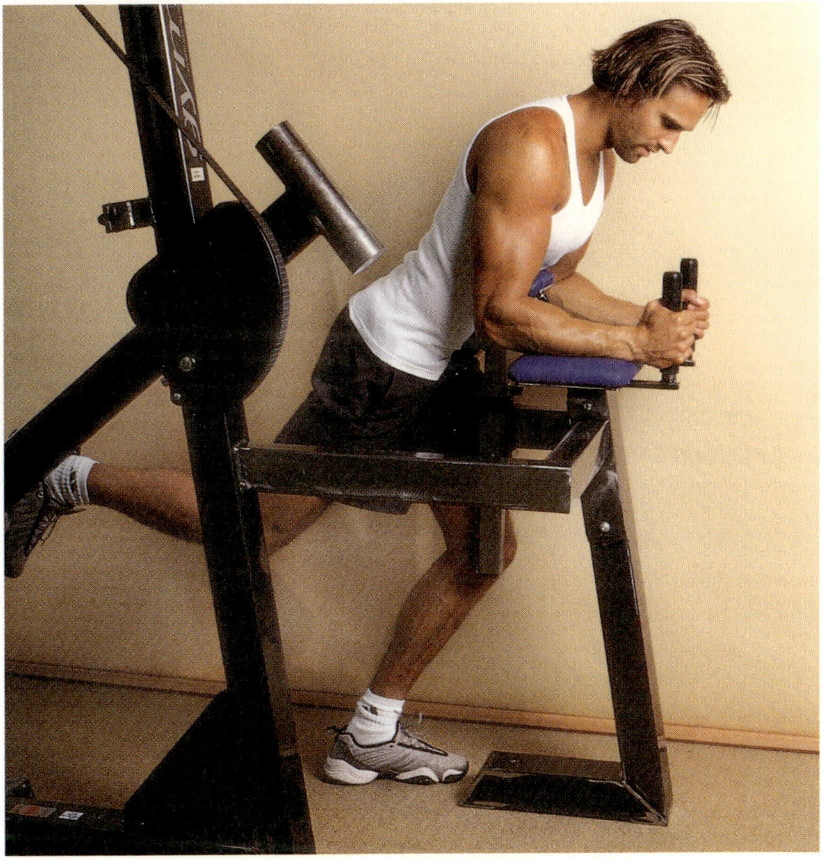

Sportliche Aktivitäten bereiten nur Freude, wenn Sie geeignete Übungen finden und individuell trainieren.

Testergebnisse sollten sich dabei immer auf das nächste Teilziel beziehen und nicht auf das Gesamtziel, welches Sie irgendwann erreichen wollen.
In manchen Fällen kann es jedoch passieren, dass das eine oder andere Testergebnis etwas schlechter ausfällt, als beim vorigen Mal. Wenn dies eintritt, sollte man als Erstes Ursachenforschung betreiben, bevor man sich entmutigen lässt. War vielleicht eine Krankheit dafür verantwortlich, dass man zu einer Trainingspause gezwungen wurde und deshalb die Ausdauerleistung nachgelassen hat oder gibt es andere Gründe, die die Leistungsentwicklung negativ beeinflusst haben?

Bedenken Sie, dass es wie im normalen Leben nicht immer nur bergauf gehen kann. Akzeptieren Sie kleinere Rückschläge und lassen Sie sich auf keinen Fall entmutigen! Denken Sie immer an das eigene Ziel und die vielen positiven Effekte, die Ihnen das Fitnesstraining bietet. Beim nächsten Test erzielen Sie vielleicht schon wieder optimale Ergebnisse und alles sieht viel besser aus!

Was die Motivation fördert:

- Trainieren Sie mit Freunden oder guten Bekannten!
- Planen Sie feste Zeiten für Ihr Training ein!
- Gestalten Sie sich ein Programm, das Ihnen wirklich großen Spaß bereitet.
- Belohnen Sie sich selbst beim Erreichen Ihrer Teilziele! Erfüllen Sie sich zum Beispiel einen lang gehegten Wunsch.
- Fertigen Sie eine persönliche Zielliste an und hängen Sie sie an eine Stelle, die Sie oft sehen!
- Führen Sie ein Trainingsjournal, in das Sie alle Aktivitäten schreiben. So sehen Sie auf einen Blick, was Sie geschafft haben und können stolz auf sich sein.
- Das Gesundheitsbewusstsein und Ihr Fitnesstraining soll Ihr Leben nicht grundlegend von heute auf morgen verändern. Machen Sie kleine Schritte, ändern Sie gewohnte Verhaltensweisen behutsam, lassen Sie das neue Gefühl langsam wachsen. Entwickeln Sie persönliches Interesse zu allen Fragen des gesundheitsorientierten Alltagsverhaltens.
- Seien Sie tolerant sich selbst gegenüber! Versuchen Sie nicht mit Gewalt Gesundheit und Fitness in Perfektion zu erreichen. Bleiben Sie flexibel und realistisch! Verzeihen Sie sich gelegentliche Sünden.
- Für einen Start in das Fitnesstraining ist es nie zu spät! Auch Senioren können von einem regelmäßigen Fitnesstraining profitieren.
- Vergleichen Sie sich niemals mit anderen! Jeder Trainierende ist ein ganz besonderes Individuum mit eigenen Vorstellungen, Möglichkeiten und genetischer Veranlagung. Reden Sie sich niemals ein, dass Sie das erreichen müssen, was andere bereits geschafft haben!

Die wichtigsten Tipps für Ihren Fitness-Start:

- Prüfen Sie ausgiebig alle Studios, die für Sie in Frage kommen. Vereinbaren Sie kostenlose Probetrainings und beurteilen Sie auf diese Weise, ob eine Einrichtung Ihren Vorstellungen entspricht.
- Achten Sie vor Vertragsabschluss auf die Laufzeit der Mitgliedschaft und auf die vereinbarten Kündigungsfristen! Denken Sie daran, dass viele Fitness-Studios regelmäßig mit besonderen Angeboten werben, bei denen man einiges sparen kann. Scheuen Sie sich nicht bei attraktiven Schnäppchen zuzuschlagen.
- Setzen Sie sich ein Trainingsziel: »Was will ich erreichen?« Teilen Sie dieses großes Ziel in mehrere kleine Teilziele auf. Sie erleichtern das Erreichen des großen Ziels. Mit kleineren Etappen hält man seine Motivation auf einem hohen Niveau. Besprechen Sie Ihre Wünsche und Vorstellungen mit einem erfahrenem Trainer.
- Planen Sie feste Zeiten für Ihr Training ein!
- Treffen Sie die Auswahl der Trainingsmittel im Kraft- und Cardiobereich (Ausdauergeräte, Maschinen, Hanteln, Tubes etc.) und Übungen so, dass Ihnen das Training stets großen Spass bereitet. Trainieren Sie immer in einer Intensität, die Sie nicht überlastet! Nach dem Training sollen Sie stets ein »gutes Gefühl« haben!
- Beobachten Sie Ihren Körper und hören Sie stets auf ihn! Er wird es sein, der sich als erstes meldet, wenn Ihr Training nicht individuell auf Sie ausgerichtet ist. Vermeiden Sie Überlastungen, die durch zu intensives Training oder kurzfristige Trainingsattacken auftreten. Im Zweifelsfalle wählen Sie stets ein niedrigeres Gewicht oder eine niedrigere Intensität!
- Warm-up und Cool-down tragen zu Ihrem Trainingserfolg bei. Erst durch diese zwei Trainingsphasen wird ein Workout komplett. Nehmen Sie sich dafür immer genügend Zeit!
- Überprüfen Sie in regelmäßigen Abständen Ihre Trainingserfolge mit entsprechenden Fitness-Tests. Akzeptieren Sie einen gelegentlichen Leistungsknick oder kleinere Rückschläge und machen Sie sich keine Gedanken, wenn es nicht immer bergauf geht. Eine lang anhaltende Leistungsstagnation oder eine auf Dauer abfallende Leistungskurve sollte jedoch kritisch beobachtet werden. Ziehen Sie in diesem Fall einen erfahrenen Trainer zu Rate, der anhand Ihrer regelmäßig geführten Trainingsaufzeichnungen sicher einen guten Rat für Sie hat.
- Fitnesstraining ist kein Wettkampf mit anderen Gleichgesinnten! Der einzige Gegner ist immer nur Ihr eigener »innerer Schweinehund«!

Anhang

Auswahl eines geeigneten Fitness-Studios

Die Frage, ob man überhaupt Mitglied in einem Studio werden soll, stellen sich bestimmt 99 Prozent der Fitnessinteressierten. Was kann ich in einem Fitness-Studio anfangen, was ich nicht auch zu Hause oder in der freien Natur machen kann? Die Antwort ist einfach, folgende Argumente sprechen für den Beitritt in einen Club:

- 90 Prozent der Personen, die sich entschließen, etwas für ihre Fitness zu tun und damit zu Hause beginnen, beenden in der Regel das Training nach 1 bis 3 Monaten aufgrund fehlender Abwechslung, sinkender Motivation oder angeblichen Zeitmangels.
- Im Fitness-Studio trifft man Gleichgesinnte. Alle wollen für ihre Figur, ihr Aussehen oder für ihre Gesundheit aktiv werden. In den Studios der heutigen Zeit sind alle Personengruppen vertreten. Kleine oder Große, Dicke oder Dünne, Jüngere oder Ältere, Anwälte, Ärzte oder Studenten – niemand braucht mehr Angst zu haben, ausschließlich auf »schöne« Menschen oder »perfekte« Körper zu treffen.
- In den meisten Fitness-Studios stehen qualifizierte Trainer zur Verfügung, die jederzeit mit Rat und Tat zur Seite stehen. Die Trainingsmöglichkeiten sind um ein Vielfaches höher als zu Hause, die Betreuung ist meist professionell.
- Die Anschaffung von teurem Trainingsequipment entfällt. Im Studio sind alle Geräte vor Ort, es finden Aerobic- und Gymnastikkurse mit qualifizierten Instruktoren statt, die Benutzung der Sauna ist in der Regel im Mitgliedspreis inbegriffen.

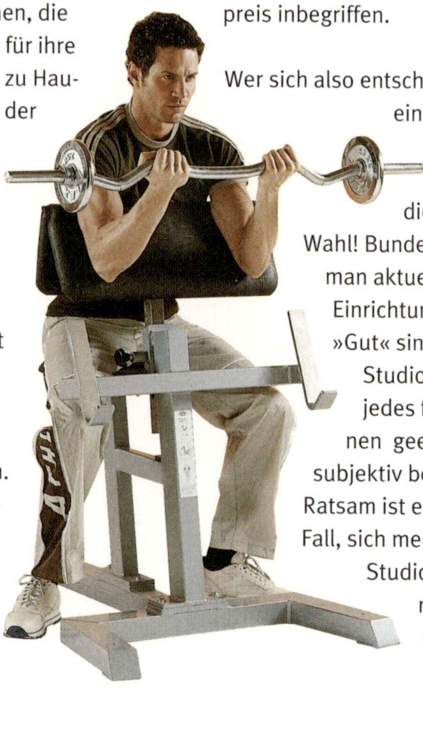

Wer sich also entschieden hat, in einem Studio Mitglied zu werden, hat die Qual der Wahl! Bundesweit kann man aktuell aus ca. 6500 Einrichtungen wählen. »Gut« sind alle diese Studios, ob jedoch jedes für den Einzelnen geeignet ist, muss subjektiv beurteilt werden. Ratsam ist es auf jeden Fall, sich mehrere Fitness-Studios in der näheren Umgebung anzusehen.

Am besten motiviert man zusätzlich einen guten Freund mit gleichen Interessen oder den Lebensgefährten. Wenn man zu zweit das erste Mal einen Club besucht, kommt man sich nicht so »verlassen« vor. Entweder vereinbart man telefonisch ein Probetraining oder man besucht zuerst die Studios, welche in Frage kommen und macht sich vorab ein Bild von der Einrichtung. In beiden Fällen braucht sich niemand zu scheuen den Berater oder Trainer mit Fragen zu löchern, um alles Erdenkliche zu erfahren, was einen interessiert.

Für Frauen gibt es bereits seit vielen Jahren spezielle Damen-Studios. Das männliche Geschlecht hat hier keinen Zutritt, was für viele weibliche Fitnessfans zum entscheidenden Aspekt zählt, in einem solchen Club Mitglied zu werden. In rund 15 Prozent aller Studios wird der Zutritt nur Frauen gewährt.

Neben dieser Geschlechterfrage sind vor allem ein kurzer Anfahrtsweg und günstiger Mitgliedspreis häufige Argumente. Austattung, Angebot, Sauberkeit und Service kann man nur vor Ort beurteilen. Stellen Sie sich vorher die Frage, was für Sie wichtig ist. Legen Sie besonderen Wert auf ein reichhaltiges Aerobicprogramm oder bevorzugen Sie ausschließlich Kraftgeräte? Brauchen Sie eine große Auswahl an Cardiogeräten, einen großzügigen Wellnessbereich, behindertengerechte Zugänge oder vor allem eine Kinderbetreuung? Machen Sie sich vorher Gedanken, was Sie von Ihrem zukünftigen Fitness-Studio erwarten und testen Sie ausgiebig. Der Erwerb einer Zehnerkarte, sofern sie angeboten wird, eignet sich dazu besonders gut, bevor die Entscheidung für eine Jahresmitgliedschaft gefällt wird. Zusammenfassend sollten folgende Überlegungen angestellt werden, bevor die Entscheidung für eine bestimmte Fitnessanlage fällt:

- Lage des Clubs – nahe am Wohnort oder Arbeitsplatz? Je kürzer der Anfahrtsweg, desto besser. Wer mit dem Auto anfährt, benötigt ausreichend Parkmöglichkeiten.
- Größe der Anlage – bevorzugt man eher eine intime oder anonyme Atmosphäre? In kleineren Studios kennt man sich häufig untereinander mit Namen. In größeren Anlagen, welche manchmal schon Freizeitpark-Charakter besitzen, kann man anonymer bleiben.
- Tarife – teuer bedeutet nicht immer auch besser! Häufig bezahlt man einen Pauschalbeitrag, bei dem die Benutzung der kompletten Clubausstattung inbegriffen ist. Wenn man jedoch zum Beispiel nie in die Sauna geht und keine einzige Aerobicstunde besuchen wird, ist der Mitgliedschaftstarif teurer gegenüber demjenigen, der sämtliche Angebote nutzt. Der Trend geht langsam hin zum individuellen Beitrag, bei dem ein niedriger monatlicher Pauschalbetrag fällig wird und alle weiteren Kosten nur bei der tatsächlichen Nutzung der unterschiedlichen Angebote anfallen.

Für jeden Aerobic-Kurs, den man besucht, zahlt man dann extra. Eine Aufnahmegebühr wird fast ohne Ausnahme immer fällig. Meist wird diese auch als »Bearbeitungsgebühr« verpackt. Wer Augen und Ohren aufsperrt und die Wochenblätter studiert, kann jedoch auf verschiedene Aktionen treffen, bei denen die Studios mit verringerten Gebühren werben. Vor allem bei Neueröffnungen kann man als so genanntes Gründungsmitglied wahre Schnäppchen machen! Achten Sie vor Vertragsabschluss auf versteckte Kosten. Sind zum Beispiel die üblichen Trainerstunden oder Parkplatzgebühren inbegriffen? Weiterhin bieten viele Studios so genannte »Daylight-Tarife« an. Wer also nur vormittags oder in den frühen Nachmittagsstunden trainieren will, profitiert meist von den verbilligten Tagesmitgliedschaften. Zwischen 12 und 17 Uhr finden allerdings selten Aerobic-Kurse statt. Manchmal ist sogar die Sauna in den Mittagsstunden nicht betriebsbereit oder es steht kein Trainer zur Verfügung. Wer dieses »Sparprogramm« akzeptiert, kann jedoch bis zu 40 Prozent günstiger trainieren.

➤ Laufzeiten – das Motto »Kaufe mehr und spare dabei!« ist auch in der Fitness-Szene gang und gäbe. Wer sich für längere Vertragslaufzeiten entschließt, zahlt gewöhnlich auch einen geringeren Monatsbeitrag. Dies sollte aber gut überlegt sein! Am häufigsten werden Mitgliedschaften über eine Dauer von 12 Monaten abgeschlossen, aber auch 6, 18, 24 oder 36 Monate sind möglich. Achten Sie bei Vertragsabschluss auf das Kleingedruckte und vor allem die Kündigungsfristen mit den damit verbundenen automatischen Vertragsverlängerungen! Was ist zum Beispiel im Krankheitsfall oder nach einem Unfall, wenn die Einrichtung über mehrere Wochen oder Monate nicht genutzt werden kann? Verlassen Sie sich nie auf mündliche Vereinbarungen! Alle Sonderregelungen, die man aushandelt, müssen schriftlich festgehalten werden! Übrigens ist fast alles verhandelbar, nur sehr selten muss man sich mit einem Standardvertrag zufriedengeben!
Sollte es dennoch zu einem Streitfall kommen, helfen die ortsansässigen Verbraucherzentralen mit Tipps und Ratschlägen.

➤ Öffnungszeiten – in Großstädten gibt es bereits einige Studios, die ihre Dienste rund um die Uhr anbieten. Überlegen Sie, wann Sie trainieren wollen. Vor der Arbeit oder ausschließlich nach Feierabend? Nur am Wochenende? Die Öffnungszeiten sollten sich in jedem Fall mit dem persönlichen Tages- und Trainingsablauf vereinbaren lassen.

➤ Sauberkeit – die oberste Priorität der meisten Mitglieder! Flächenmäßig große oder hoch frequentierte Fitness-Anlagen leisten sich gewöhnlich eine Tagesfrau, die für die nötige Sauberkeit verantwortlich ist. Wer also nichts dagegen hat, dass gelegentlich eine Reinemachefrau (seltener ein Mann) durch Umkleiden oder Duschen huscht, sollte diesen Service unbedingt schätzen und dankbar annehmen!

➤ Extras – mancher wünscht sich den Luxus oder Komfort, den er auch von zu Hause gewöhnt ist. Dies kann unterschiedliche Dinge betreffen. Benötigen Sie einen Whirlpool oder kostenlosen Handtuchservice? Brauchen Sie einen Fernseher vor dem Laufband, eine persönliche Ernährungsberaterin, Kinderbetreuung oder eine Fitnessbar? Wollen Sie sich bei jedem Training von einem eigenen Coach betreuen lassen? Überlegen Sie sich vorher, was Ihnen wichtig ist!

➤ Studioatmosphäre – alle Komponenten in ihrer Gesamtheit bilden die individuelle Atmosphäre einer jeden Einrichtung. Die Servicebereitschaft des Personals, die Mitglieder, die Einrichtung, die Beleuchtung, Hintergrundmusik oder Duftsäulen und vieles mehr sind dafür verantwortlich, ob man sich in einem Studio wohl fühlt oder nicht.

Ein Fitness-Studio ist immer dann als gut zu beurteilen, wenn es den persönlichen Vorstellungen entspricht. Siegel und Zertifikate, die von bestimmten Interessenvereinigungen oder Vereinen an qualitativ »gute« Studios vergeben werden, dienen den zukünftigen und bestehenden Mitgliedern zwar als Orientierungshilfe, beurteilen aber nur verschiedene Ausstattungsmerkmale und teilweise die Ausbildungen des Personals, nicht jedoch zum Beispiel die zuvorkommende Dienstleistungsbereitschaft der Servicemitarbeiter oder Trainer oder eine angenehme Studioatmosphäre. Deshalb muss jeder für sich selbst individuell beurteilen, wann ein Fitness-Club für ihn gut ist. Testen Sie deshalb ausgiebig und lassen Sie sich Zeit bei Ihrer endgültigen Wahl!

Fitness im World Wide Web

- www.fitness.com
- www.richtigfit.de
- www.fitnezz.de
- www.fitness-center.at
- www.fitnesswelt.com
- www.fit1.de
- www.fitnessonline.de
- www.ideafit.com

Glossar

aerob Energiebereitstellung unter Hinzunahme von Sauerstoff.

Agonist Muskel einer funktionellen Muskelgruppe, der durch Kontraktion eine bestimmte Bewegung ausführt.

Alveole »Kleiner Hohlraum«; zusammenfassende Bezeichnung für Lungenbläschen, meist in der Mehrzahl auftretend (Alveolen).

anaerob Energiebereitstellung ohne oder mit unzureichender Bereitstellung von Sauerstoff.

Antagonist Muskel einer funktionellen Muskelgruppe, der durch Entspannung eine bestimmte Bewegung zulässt.

Aorta Hauptschlagader des Körpers.

ATP Adenosintriphosphat, energetische Verbindung, Energiequelle des Muskels.

Bewegungsapparat, aktiver Der aktive Bewegungsapparat wird durch die Skelettmuskulatur und die Sehnen gebildet.

Bewegungsapparat, passiver Der passive Bewegungsapparat wird durch das Skelett (Knochen) und die Bandstrukturen gebildet.

Bewegungssegment Ein Bewegungssegment der Wirbelsäule wird von zwei benachbarten Wirbelkörpern, der dazwischen liegenden Bandscheibe und den dazugehörigen Bändern gebildet.

Bio-Impedanz-Analyse Test zur Feststellung des Muskel-, Fett- und Wassergehaltes des Körpers.

Cardio, Cardiotraining Das Herz-Kreislauf-System betreffend; Herz-Kreislauf-Training, Ausdauertraining.

Circuittraining Trainingsmethode im Krafttraining, bei der ein vorher festgelegter Geräteparcours durchlaufen wird.

Crossmethode Trainingsmethode beim Ausdauertraining, das Training wird auf zwei oder mehrere Geräte verteilt.

Dauermethode Trainingsmethode beim Ausdauertraining, gekennzeichnet durch lang anhaltende, gleich bleibende Belastung ohne Pausen.

dynamisch Beweglich, mit oder in Bewegung.

Einsatzmethode Trainingsmethode beim Krafttraining, bei der nur eine Übung pro Muskelgruppe/Gerät durchgeführt wird.

Ganzkörpertraining Trainingsmethode im Kraftsport bei der in einer einzigen Trainingseinheit alle Muskelgruppen des Körpers trainiert werden. Als Gegenstück kann man das → *Splittraining* nennen.

Gelenk, echtes Das echte Gelenk wird durch zwei benachbarte Knochenenden, welche mit hyalinem Knorpel überzogen sind, gebildet. Weitere Merkmale sind die Gelenkhöhle und die -kapsel. Echte Gelenke ermöglichen uns die Bewegung.

Gelenk, unechtes In einem unechtem Gelenk findet keine Bewegung statt, ihm fehlen die typischen Merkmale eines echten Gelenkes. Unechte Gelenke unterteilt man in bandhafte, knorpelhafte und knochenhafte Gelenke.

Grundumsatz Kalorienverbrauch/Energieverbrauch zur Aufrechterhaltung der lebensnotwendigen Stoffwechselvorgänge im Körper. Der Arbeitsumsatz dagegen ist der erhöhte Energieverbrauch bei körperlicher Betätigung.

Herzfrequenz Anzahl der Herzschläge pro Minute.

Herzfrequenz, maximale (MHF) Theoretische Anzahl der maximalen Schläge pro Minute.

Herzfrequenz-Zielbereich (HFZB) Bereich der empfohlenen Trainingsherzfrequenz zwischen der niedrigsten und höchsten Schlagzahl.

Hypertrophie Übermäßige Größenzunahme von Geweben oder Organen, meist ausgelöst durch erhöhte Beanspruchung (z. B. der Muskulatur bei sportlicher Betätigung).

Intervallmethode Trainingsmethode beim Ausdauertraining, gekennzeichnet durch den systematischen Wechsel von Belastungs- und Erholungsphasen.

Kapillargefäße Kleinste Blutgefäße des Körpers.
Kleinfingerballen Seitlicher Handballen auf der Seite des kleinen Fingers. Der Daumenballen dagegen bezeichnet den Ballen auf der Daumenseite.
Kondition Oberbegriff der Trainingsbereiche Kraft, Ausdauer, Beweglichkeit, Schnelligkeit und Koordination.
Koordination, intermuskuläre Zusammenspiel verschiedener Muskeln bei Bewegung.
Koordination, intramuskuläre Eine gute intramuskuläre Koordination bezeichnet die Fähigkeit eines Muskels möglichst viele seiner eigenen Muskelzellen zu aktivieren.
Körperkreislauf Wird innerhalb des Herz-Kreislauf-Systems auch großer Kreislauf genannt, er beginnt in der linken Herzkammer und endet im rechten Vorhof des Herzens.
Kraftausdauer Ermüdungswiderstandsfähigkeit des Organismus bei lang anhaltenden Leistungen.
Kyphose Wirbelsäulenkrümmung nach hinten, eine natürliche Kyphose findet sich im Brustwirbel- und Kreuzwirbelbereich, das Gegenteil ist die → *Lordose*.
Laktat Salz der Milchsäure.
Lordose Wirbelsäulenkrümmung nach vorn, eine natürliche Lordose findet sich im Halswirbel- und Lendenwirbelbereich, das Gegenteil ist die → *Kyphose*.
Lotlinientest Test zur Beurteilung der körperlichen Haltung.
lumbal Den Lendenbereich betreffend.
Lungenkreislauf Wird innerhalb des Herz-Kreislauf-Systems auch kleiner Kreislauf genannt; er beginnt in der rechten Herzkammer und endet im linken Vorhof des Herzens.
Maximalkraft Höchstmögliche Kraft eines Muskels oder einer Muskelgruppe.
Mehrsatzmethode Trainingsmethode beim Krafttraining bei der mehrere Sätze pro Muskelgruppe/Übung durchgeführt werden.
Multipresse Krafttrainingsgerät, bei dem eine Langhantel jeweils an ihren Enden in einer Führung verläuft. Gewöhnlich ist die Hantel nur in vertikale Richtung zu bewegen. Neueste Konstruktionen erlauben zusätzlich auch eine horizontale Bewegung.
Muskeltonus Spannung der Muskulatur.
Osteoporose Übermäßiger, krankhaft bedingter Abbau von Knochensubstanz.
Pause, lohnende Absinken der Herzfrequenz auf etwa 120 Schläge/Minute während einer kurzfristigen Erholungspause innerhalb des Trainings.
Pedalieren Bezeichnung für die optimale Tritt-Technik beim Fahrradfahren.
Pre-stretch Dehnen der Muskulatur vor dem Training/der Beanspruchung.
Pyramidentraining Trainingsmethode im Krafttraining, bei der mehrere Sätze der gleichen Station/Übung durchgeführt werden. Kennzeichnend ist eine Gewichtserhöhung bei gleichzeitiger Abnahme der Wiederholungszahl von Satz zu Satz.
RPE-Test »Rating of perceived exertion«, Test zur Beurteilung der Intensität des Ausdauertrainings über das subjektive Anstrengungsgefühl.
Ruheherzfrequenz, (RHF) Anzahl der Herzschläge pro Minute bei absoluter körperlicher Ruhe.
Schnellkraft Fähigkeit des Muskelsystems den Körper, Teile des Körpers oder Gegenstände mit maximaler Geschwindigkeit zu bewegen.
Splittraining Trainingsmethode im Krafttraining, bei der das Training auf mehrere Tage verteilt und der Körper in verschiedene Hauptmuskelgruppen unterteilt wird. Als Gegenstück kann man das → *Ganzkörpertraining* nennen.
statisch Starr, ohne Bewegung.
Stationstraining Trainingsmethode, bei der erst von einer Station (Gerät) zur anderen gewechselt wird, wenn alle Sätze und Wiederholungen einer Staion abgeschlossen sind.

Synarthrosen Unbewegliche, straffe Verbindung zwischen zwei Knochen; siehe auch → *unechtes Gelenk*.
Synergist Muskel einer funktionellen Muskelgruppe, der durch Kontraktion die Bewegung des → *Agonisten* unterstützt. Er ist sozusagen ein Hilfsmuskel.
SZ-Hantel Geschwungene/gebogene Langhantel.
Trainingsherzfrequenz, (THF) Anzahl der Herzschläge pro Minute während des Trainings.
Tube Zusammenfassende Bezeichnung für alle Arten von elastischen Zugbändern.
Übertraining Allmählich auftretende Trainingsüberlastung mit typischen Erkennungsmerkmalen.
Workout Englische Bezeichnung für Training, Trainingseinheit.
Zirkeltraining siehe → *Circuittraining*

Literatur

Boeck-Behrens, W.-U./ Buskies, W.:
Gesundheitsorientiertes Fitnesstraining Band 1 + 2,
Wehdemeier und Pusch, Lüneburg 2000

Delavier, F.:
Muskelguide,
BLV, München 2001

Ehlenz/Grosser/Zimmermann:
Krafttraining,
BLV, München 1998

Engels, Dr. med. T./Neumann B.:
Optimal trainieren,
Südwest, München 2000

Faller, A./Schünke M.:
Der Körper des Menschen,
Thieme, Stuttgart 1999

Gehrke, T.:
Sportanatomie,
Rowohlt, Reinbek 2000

Geiger, Ludwig V.:
Gesundheitstraining,
BLV, München 1999

Markworth, P.:
Sportmedizin,
Rowohlt, Reinbek 2001

Mießner, W.:
Richtig Body-Styling,
BLV, München 2002

Mießner, W.:
Richtig Hanteltraining,
BLV, München 2002

Mühlfriedel, B.:
Trainingslehre,
Diesterweg, Frankfurt Main, 1991

Weineck, J.:
Optimales Training,
Spitta, Balingen 2000

Weineck, J.:
Sportbiologie,
Spitta, Balingen 2000

Register